치매정복

-치매로부터 벗어날 수 있는 77가지 습관-

一生ボケない脳をつくる77の習慣 和田秀樹
ISSYO BOKENAI NOU WO TSUKURU 77 NO SYUUKAN
Copyright © 2014 by Hideki Wada
Original Japanese edition published by Discover 21, Inc., Tokyo, Japan
Korean edition is published by arrangement with Discover 21, Inc.
through EntersKorea Co., Ltd., Seoul

이 책의 한국어판 저작권은 (주)엔터스코리아를 통해
저작권자와 독점 계약한 다산출판사에 있습니다.
저작권법에 의하여 한국 내에서 보호를 받는 저작물이므로
무단전재와 무단복제를 금합니다.

치매정복

−치매로부터 벗어날 수 있는 77가지 습관−

와다 히데키(和田 秀樹) 저 · 오시연 역

다산출판사

서 문

감정의 노화를 예방하면 치매에 걸리지 않고 젊게 살 수 있다

나이를 먹으면 체력과 지력이 어느 정도 떨어지기 마련이다. 하지만 일반적으로 생각하는 만큼은 아니라고 한다.

예를 들어 어느 통계에 따르면 65세 이상인 고령자 중 지팡이 등 보행보조기구를 사용하지 않고 보통 속도로 걸을 수 있는 사람은 65~69세가 95퍼센트, 70세 이상도 90퍼센트 이상이었다.

또 어느 지방자치단체에서 시행한 고령자를 대상으로 한 지능 테스트의 결과를 보면 언어성 IQ나 동작성 IQ라는 지력을 표시하는 평균 수치가 73세까지는 모두 100 이상이었다.

그런 결과를 보면 아직 '고령자'라는 기준에 도달하지 않은 중년 세대는 "뭐야, 그렇구나. 그럼 당분간 나는 건강하게 치매에 걸리지 않고 살 수 있겠구나." 하고 안심할지도 모른다.

그러나 인간은 '생각지 못한 곳'에서부터 생각지 못할 정도로 빠른 시기에 노화가 시작되며 게다가 그 증상을 방치하면 몸도 외모도 늙어간다. 치매까지 시작되면 정말 주의해야 한다.

그 생각지 못한 곳이란 바로 감정이다. 감정은 40대부터 노화하기 시작한다.

감정의 노화가 어떤 것인지 잘 모르겠다는 사람도 있을 것이다. 간단하게 말하면 '마음이 젊다'고 할 때의 '마음'이 노화하는 것을 말하는데, 과학적인 용어로 바꿔 말하면 '뇌의 전두엽이 노화하는' 것이다.

이 책의 서장에서도 이야기하지만 인간의 뇌는 몇 가지 영역으로 나뉘어 있으며 각 영역마다 담당하는 기능이 다르다. 그중 인간의 감정을 조절하거나 자발성과 의욕, 창의성 등을 주관하는 것이 전두엽이라는 영역이다.

전두엽 이외의, 예를 들면 언어이해를 관장하는 측두엽이나 계산능력과 관계가 있는 두정엽은 일상적으로 사용하기 때문인지 꽤 나이가 들어도 쉽게 노화하지 않는다. 그래서 앞서 말했듯이 평균적으로 73세까지는 언어성 IQ와 동작성 IQ를 유지할 수 있다.

하지만 전두엽은 개인마다 차이가 있지만 40대쯤부터 수축하고 노화하기 시작한다. 그래서 전두엽이 관장하는 감정 조절 기능이나 자발성·의욕, 창의성이 쇠퇴하는 것이다.

그렇게 되면 어떤 현상이 일어나는지 이 책 전체에서 계속 언급되는데, 가장 조심해야 할 것은 자발성과 의욕이 감퇴하는 감정의 노화를 내버려두면 치매에 걸리기 쉽고 몸과 외모가 점점 빠르게 늙어가는 증상이다.

이것이 '노화는 뇌에서 시작한다.', '인간은 감정부터 노화한다.'고 하는 이유다.

의학적으로 말하면 체력이나 지적 기능보다 감정기능이 먼저 쇠퇴하고 감정의 노화로 인해 치매가 시작되며 결국 몸과 외모가 늙어간다는 것이다. 가령 언어성 IQ나 동작성 IQ는 유지할 수 있어도 다른 면에서 노화와 치매가 진행되는 것이다.

하지만 이 말은 전두엽의 젊음을 유지하여 감정의 노화를 막으면 치매에 걸리지 않게 방지할 수 있으므로 몸과 외모의 노화를 멈추게 할 수 있다는 뜻이기도 하다.

그러므로 뇌에서 온몸으로 퍼지는 노화를 방지하려면 가장 먼저 전두엽을 강화해야 한다. 그러면 어떻게 해야 할까?

전두엽을 강화하는 가장 효과적인 방법은 전두엽 기능을 평소부터 충분히 사용하는 것이다. 예를 들면 사람은 걷지 않으면 다리와 허리가 점점 쇠약해지지만 평상시 많이 걷는 사람은 나이가 들어도 다리와 허리가 튼튼하다. 이와 마찬가지로 평소부터 의식적으로 전두엽 기능을 백퍼센트 활용해야 한다. 다시 말해 ① 의욕적이고 활기찬 감정을 가질 수 있도록 노력하고 ② 두뇌 회전을 빨리하여 ③ 창의력을 갈고 닦아 발휘해야 하는 것이다.

전두엽을 강화할 때 특히 의식해야 할 것이 있다.
그것은 입력(input)계보다 출력(output)계가 중요하다는 것이다.
뇌의 측두엽과 두정엽은 어떤 것을 기억하는 입력계를 담당한다. 반면 전두엽은 축적된 기억, 지식이나 정보를 '꺼내는' 출력계와 상관이 있다. '꺼내는 힘'을 의식적으로 강화하면 전두엽 기능을 전체적으로 활성화시킬 수 있다.
이 책에서는 전두엽의 기능과 노화를 방지하는 '뇌의 안티에이징' 법, 즉 전두엽을 강화하는 구체적인 방법을 다양한 관점에서 소개한다.
언제까지나 젊게 살고 싶은 것은 동서고금을 막론한 인류의 보편적인 소망이다.
독자 여러분이 이 소망을 이루는 데 이 책이 도움이 되기를 바란다.

차 례

서 장 노화는 뇌에서 시작되고, 회춘도 뇌에서 시작된다

1 나이를 핑계대지 않는다 18
2 40대 이후의 뇌를 파악한다 20
  칼럼 '뇌의 영역'과 각 영역의 역할 분담 21
3 우울증을 주의하자 24
4 남성 갱년기를 조심하자 26
5 동맥경화를 방지한다 28
6 전두엽의 노화를 막는다 30
  칼럼 전두엽 노화란 무엇인가 31

제1장 뇌의 출력계를 강화한다

7 '그거', '거기', '저기'를 쓰지 않는다 36
  칼럼 입력계보다는 출력계가 중요하다 37
8 '에이, 됐어'라고 하지 말고
  '생각해 내려고' 노력하라 40

9 자존심을 버리고 모르면 물어라 42
10 일기장에 적어본다 44
11 블로그나 페이스북을 활용하라 46
12 새로운 사람과 만나라 48
13 친근한 물건으로 '생각해 내는' 계기를 만든다 50
14 현명하게 돈을 쓴다 52
15 어떻게 돈을 쓸지 확실히 생각하라 54
16 말과 행동을 세트로 만든다 56
17 억지로 공부하지 마라 58

제2장 뇌의 '변화에 대처하는 힘'을 강화한다

18 예상 밖의 사물이나 사건을 환영하라 62
19 주식이나 도박을 적당히 즐겨라 64
20 때로는 사랑을 하라 66
21 단골가게에만 가지 않는다 68
22 CD를 산다면 신곡을 사고 영화를 본다면
영화관에서 신작을 보라 70
23 변화를 두려워하지 말고 즐겨라 72
  칼럼 나이를 먹어도 사서 고생해야 한다 73
24 푸념하기 전에 한 번 더 생각한다 75
25 한 가지 일에 30가지 아이디어를 내는 훈련을 한다 77
26 '지금까지 어땠지?' 보다는 '지금부터 어떻게 할까' 79
27 적극적으로 '실패할 수도 있는 실험'을 하라 81

제3장　감정과 사고의 노화를 방지하는 훈련

28 예능 프로그램을 보지 않는다　84
29 나만의 '진짜'를 찾아라　86
30 사람을 자주 만나라　88
31 젊은 사람과 교류하라　90
32 협동성을 중요하게 생각하지 않는다　92
34 반골기질을 가진다　94
35 적극적으로 토론한다　96
36 좋은 게 좋다는 사고방식을 버려라　98
37 일을 적극적으로 맡는다　100
38 욕구에 제동을 걸지 않는다　102
39 40대에 원하는 것은 가져라　104
40 옛날 일을 자랑하지 않는다　106
41 편식하지 말고 닥치는 대로 읽어라　108
42 '요즘 젊은 사람은…'이라고 말하지 않는다　110
43 칭찬을 좋게 받아들인다　112
44 일이 잘 안 될 때는 깨끗이 접고 초기화한다　114
45 사소한 일은 신경 쓰지 않는다　116
46 근거 없는 확신의 굴레에서 벗어나라　118

칼럼 80세 이후에 걸리는 인지증보다는 중장년층에 걸리는
　　　우울증에 주의하자　119

47 타인이 단정하는 말에는 '태클'을 걸어라　122
48 정설·상식·전통을 의심하라　124
49 '그렇구나 사고'보다는
　　'그럴지도 몰라 사고'를 한다　126

50 '열 받는' 책을 읽어서 뇌를 자극하라 128
51 '권위주의'와 '특정인에 대한
   맹목적 신뢰'를 조심한다 130
52 별 것 아닌 거라도 좋으니 취미를 가져라 132
53 쓸데없는 지식을 쌓아라 134
54 문득 떠오른 생각이나 가설을 중요하게 여긴다 136
55 가족과는 멀지도 가깝지도 않은 관계를 유지한다 138
56 참지 않는다 140
칼럼 리어왕은 전두측두형 인지증에서 초래된 비극이다 141

제4장 일상의 행동과 습관으로 젊어진다

57 보통 때와 약간 다르게 행동하라 146
58 귀찮아하지 말고 멋을 낸다 148
59 비싼 옷을 사라 150
60 사람 사귀는 데 돈을 아끼지 않는다 152
61 젊게 행동한다 154
62 의무적으로 운동하지 말고 좋아하는 일을 위해
   바쁘게 움직여라 156
63 걷기 운동보다는 천천히 산책을 하라 158
64 채소 중심의 소박한 식사보다는 육식을 섭취한다 160
65 대사증후군이나 콜레스테롤을 신경 쓰지 않는다 162
66 나잇살도 신경 쓰지 않는다 164
67 '굶는 다이어트'에서 '먹는 법을 조절하는 다이어트'로
   바꾼다 166

68 체력을 남겨 놓지 않는다 168
69 헐렁한 옷을 입지 않는다 170
70 때로는 한껏 멋을 낸다 172
71 당당하게 돋보기를 써라 174
72 생활 속에 웃음을 주입하라 176
73 건강진단의 수치를 신경 쓰지 않는다 178
74 '건강 마니아'와 '자기 병 자랑'을 그만둔다 180
75 술은 적정량을 지킨다 182
76 무엇을 배울 때 자신만의 독자성을 추구한다 184
77 '가정 내 이혼'이나 '가면부부' 상태를 깨트린다 186
칼럼 취미를 더욱 즐기는 비결 187

감정 노화 자가 진단 테스트

※ 해당란에 ○ 표시를 한다.	YES	둘 다 아니다	NO
• 요즘 들어 내가 연락해서 친구와 논 적이 없다.			
• 성욕과 호기심이 상당히 줄었다.			
• 자신의 실수에 예전보다 오랫동안 마음을 쓴다.			
• 내 생각과 다른 의견을 받아들이지 못한다.			
• 나보다 나이 어린 사람이 반말을 하면 순간적으로 기분이 상한다.			
• 이 나이에 이걸 하기엔 너무 늦었다는 생각을 자주 한다.			
• 돈을 쓰며 즐기기보다는 노후를 대비해 돈을 모아야 한다고 생각한다.			
• 한 가지 일이 마음에 걸리면 꽤 오랫동안 지속된다.			
• 최근 감동을 받아 눈물을 흘린 적이 없다.			
• 부하직원이나 가족에게 버럭 화를 낼 때가 많다.			
• 창업은 젊은이나 하는 것이라고 생각한다.			
• 최근 6개월 동안 영화를 보지 않았다.			
• 부부싸움을 하면 화가 오래 간다.			
• 신간 서적이나 문화센터, 자격증 취득 학원, 여행에 관한 광고를 봐도 흥미를 느끼지 않는다.			
• 친구의 자랑 이야기를 잠자코 들어주기가 힘들다.			
• 최근 한 달 동안 책을 한 권도 읽지 않았다.			
• 가끔 요즘 젊은 애들은 이해가 안 간다는 생각이 든다.			
• 오늘 있었던 일이 마음에 걸려서 잠을 설치는 일이 자주 있다.			
• 요즘 들어 눈물이 헤퍼졌다.			
• 예전에 비해 참신한 아이디어가 떠오르지 않는다.			
• 맛집이나 패션에 관한 잡지는 나와 전혀 상관이 없다.			

	YES	둘 다 아니다	NO
• 일단 어떤 대안이 떠오르면 그 밖의 다른 대안이 생각나지 않는다.			
• 예전보다 짜증이 많이 난다.			
• 최근 몇 년 동안 다른 사람의 권유로 여행에 갔을 뿐, 자신이 계획을 세워서 간 적이 없다.			
• 예전에 비해 행동력이 떨어졌다.			
※ ○의 개수			

※ 「○의 개수」에 각각 3, 2, 1을 곱한다. ×3 ×2 ×1
= ① □ = ② □ = ③ □

※ 해당란에 ○ 표시를 한다.

	YES	둘 다 아니다	NO
• 겉치레라고 알고 있어도 칭찬을 들으면 기분이 좋다.			
• '저 사람은 ~사람이야' 하고 종종 사람의 성격을 단정조로 말한다.			
• 모르는 것이 있어도 좀처럼 묻지 못한다.			
• 업무 중, 이 방법이 좋겠다는 생각이 떠올라도 귀찮아서 제안하지 않는다.			
• 일단 어떤 사람이 싫어지면(좋아지면) 그 사람의 좋은 점(나쁜 점)이 있어도 인정하지 못한다.			
※ ○의 개수			

※ 「○의 개수」에 각각 2, 1, 0을 곱한다. ×2 ×1 ×0
= ④ □ = ⑤ □ = 0

① □ + ② □ + ③ □ + ④ □ + ⑤ □
= □ 세 = 당신의 '감정 연령'
신체 연령보다 감정 연령이 위인 사람은 주의해야 한다!

노화는 뇌에서 시작되고 회춘도 뇌에서 시작된다

서 장

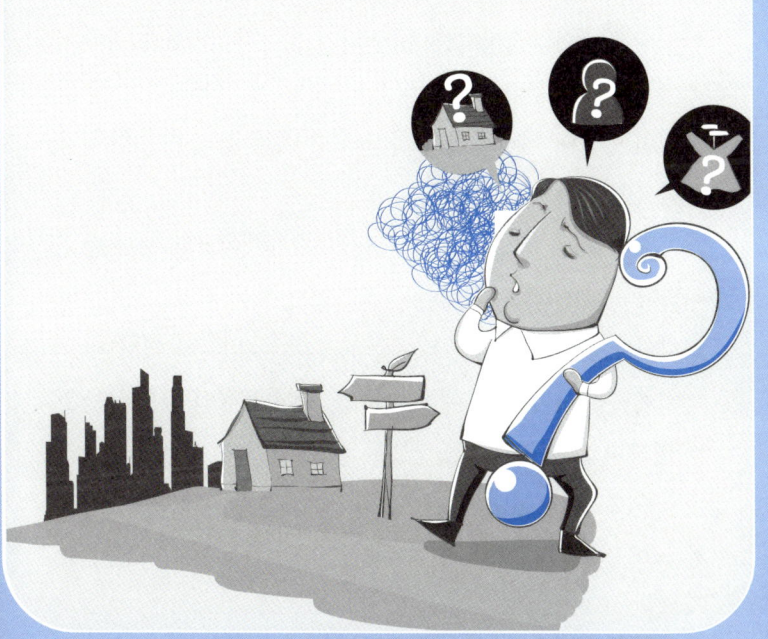

1. 나이를 핑계대지 않는다

"이제 나도 늙었어."
"세월 이기는 장사 없다니까."
이렇게 나이를 핑계대기 전에 알아둘 점이 있다.

누구나 마흔이 넘어가면 운동이나 일 등 무슨 일을 해도 2, 30대 같은 체력이 없다는 것을 깨닫고 허탈해진다. 체력뿐 아니라 만사에 '좀처럼 의욕이 나지 않는다.', '몸을 움직이기 싫다.', '몰두하지 못한다.', '집중력이 떨어진다.' 등 일상적인 증상이 나타나면서 자신이 더 이상 젊지 않음을 실감한다.

그럴 때면 '이제 나도 늙어서', '세월 이기는 장사 없으니' 어쩔 수 없다고 핑계인지 체념인지 모를 말로 자신을 위로하기 쉬운데 그래서는 문제를 해결할 수 없다.

이 '세월'이 '어디에서 오는지' 알고 세월의 방문을 늦출 수 있다면 그 영향을 최소한으로 줄일 수 있다.

원래 '세월'의 대부분은 '자신의 연령(나이를 먹음)과 함께 뇌에 문제가 생기는 것'이 원인이다. 즉 세월은 뇌에서 오는 것이다.

그러면 뇌에는 어떤 문제가 생길까?

40대 이후의 뇌에서 어떤 일이 일어나고 어떤 영향을 받는지 알아보자. 그것이 늙어가는 것에 대한 초조함과 두려움을 극복하는 첫걸음이다.

2. 40대 이후의 뇌를 파악한다

① 전두엽이 위축된다(= 전두엽 노화).
② 뇌 내 신경전달물질(세로토닌 등)이 부족해진다.
③ 동맥경화가 일어난다.
④ 남성호르몬(테스토스테론)이 감소한다(남녀 공통).

① **전두엽 위축** …… 뇌의 전두엽은 인간다운 지성, 이를테면 의욕·호기심·창의성·계획성 등을 관장하지만 빠르면 40대부터 줄어들기 시작한다. 즉 노화하기 시작하는 것이다. 전두엽이 계속 위축되면 감정 조절을 하기 힘들고 복잡한 사고를 하지 못하게 된다.

② **세로토닌 등 뇌 내 신경전달물질 부족** …… 세로토닌이 감소하면 쉽게 우울해진다. 일시적으로 감소해도 의욕이 떨어지고 짜증이 나는 등 심리적으로 불안정해진다.

③ **동맥경화** …… 뇌혈관은 무척 좁아서 동맥경화가 일어나면 곧바로 혈액의 흐름이 나빠지는 심각한 현상이 나타난다. 뇌에 동맥경화가 진행되면 자발성이 없어진다.

④ **남성호르몬 감소** …… 실은 여성에게도 남성호르몬이

있다(남성의 10분의 1에서 20분의 1 정도). 대뇌 시상하부의 신호를 받은 뇌하수체가 주로 남성의 정소와 부신피질, 여성의 난소와 부신피질에 작용하여 남성호르몬이 분비된다. 하지만 사령탑이 아무리 노력해도 나이가 들면서 정소나 난소, 부신피질 기능이 쇠퇴하면 남성호르몬이 감소한다.

남성호르몬은 뇌에 직접적으로 작용해 의욕을 불러일으키고 판단력과 기억력을 향상시킨다. 남성호르몬이 감소되면 우울해지거나 집중력과 공격성이 없어지고 판단력과 기억력이 저하된다.

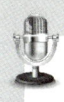

칼럼 COLUMN

'뇌의 영역'과 각 영역의 역할 분담

인간의 뇌는 크게 4가지 영역으로 나뉜다. 또 좌우 대칭으로 이루어져 우반구는 몸의 왼쪽, 좌반구는 몸의 오른쪽의 운동과 감각을 조절한다. 이 영역들은 뇌의 여러 가지 기능을 다음과 같이 분담한다.

① 전두엽
- 전두극(전두엽 중 가장 앞부분) … 자발성, 의욕, 감정

전환
- 전운동영역 ··· 창의성, 의욕, 감정 제어

② 측두엽 측두연합령 ··· 언어 이해, 형태 인지
③ 두정엽 두정연합령 ··· 계산 기능, 공간을 인지・구성하는 기능
④ 후두엽 시각령 ··· 시각 정보 이해

이렇게 다양한 기능이 각 영역에 나눠져 있으므로 문제가 발생한 영역에 따라 영향을 받는 기능이나 양상이 달라진다. 이 '문제'에는 뇌종양・뇌경색 등의 질병과 부상 외에 '노화'도 해당한다.

예를 들어 시각 정보를 관장하는 후두엽에 문제가 일어나면 시야협착[01]이나 사물을 볼 수는 있어도 그것이 무엇인지 인지하지 못하는 증상이 생긴다.

계산과 공간 인식을 담당하는 두정엽에 문제가 생기면 퍼즐이나 계산을 잘 하지 못하고 길을 잃기 쉽다.

또 같은 실어증에 걸려도 전두엽의 문제가 원인이면 다른 사람이 하는 이야기는 이해하지만 자신은 말을 하지 못하는 증상(운동성 실어증)이 나타난다. 반면 측두엽의 문제가 원인이면 자신이 하고 싶은 말을 할 수는 있지만 다른 사람의 말뜻을 이해하지 못하는 증상(감각성 실어증)이 나타난다.

---

[01] 시야협착 : 시야의 범위가 좁아지는 것을 말한다. 정상인의 시야는 좌우 약 200도 정도까지 볼 수 있지만, 시야협착의 경우는 시야의 좌우, 상하의 범위가 좁아져서 보행 등 여러 가지 동작이 곤란하게 된다.

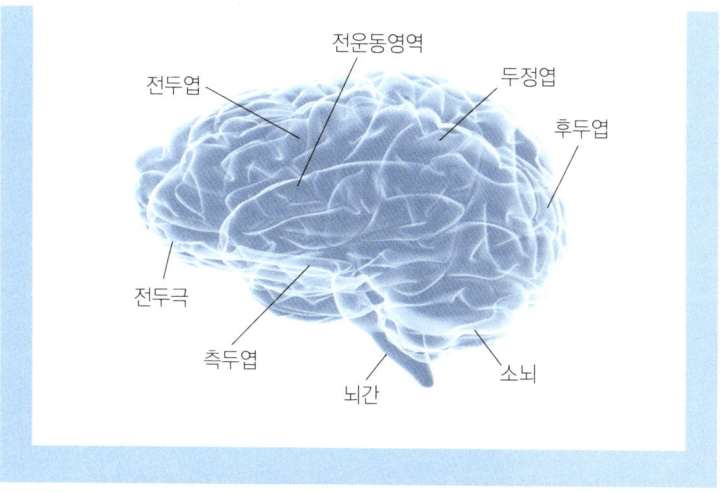

3. 우울증을 주의하자

"요즘 의욕이 나지 않아."
"머리가 안 돌아가……."
그렇다면 먼저 우울증을 의심해 보자.
세로토닌 부족은 우울증의 가장 큰 원인이다.

　소위 중장년층으로 불리는 40대 이상이 '이상하게도 요즘 의욕이 통 없어.', '꼼짝하기 싫어.', '이제 머리가 안 돌아가.' 하고 느낀다면 먼저 우울증이 아닌지 의심해 보자. 우울증은 주로 뇌 내 신경전달물질 중 하나인 세로토닌이 부족하면 나타나므로 중장년층은 다른 연령대보다 우울증에 걸리기 쉽다.

　신경전달물질은 신경세포(뉴런)와 신경세포, 또는 근섬유와 근섬유를 연결하는 '시냅스'라는 접합부를 통해 전달되는데, 우울 증세는 시냅스의 통로 구실이 원활하지 않아서 일어난다.
　시냅스에는 틈이 있고(이를 시냅스 간극이라고 한다. - 옮긴이) 그 틈새에 세로토닌이라는 화학물질이 분비되어 신경전달이 이루어진다. 그런데 시냅스 간극에서 세로토닌을 잘 받아들이지 못하면 세로토닌은 방출된 곳으로 다시 흡수된다. 또는 원래부터 세로토닌 방출량이 적어서 신경전달이 잘 되지 않으면 기분이 가라앉고 우울해진다.

SSRI[02]라는 항우울제(비교적 부작용이 적다고 알려졌었지만 최근 부작용이 화제가 되고 있다)는 세로토닌이 방출된 곳으로 재흡수되지 않게 해 준다. 하지만 원래 세로토닌 방출량이 적은 경우에는 효과가 별로 없다. 우울증을 예방하려면 '세로토닌'이 줄어들지 않도록 노력해야 한다(→ 64항 채소 중심의 소박한 식사보다는 육식을 섭취한다).

---

02 SSRI : 선택적 세로토닌 재흡수 억제제라고 불리는 항우울제의 명칭이다. 뇌의 간극 시냅스 부분에서 세로토닌이 분비되고, 분비된 세로토닌은 아래 수용체에 결합한 다음, 다시 분비샘으로 돌아간다. 하지만 SSRI는 이렇게 이루어지는 재흡수 과정을 억제하여 세로토닌이 흡수되지 않고 오랜 시간 동안 시냅스 간극에 남아서 세로토닌성 신경전달을 증대시키는 역할을 한다.

4. 남성 갱년기를 조심하자

 왜 이렇게 우울하지? 하는 생각이 든다면 남자도 갱년기가 아닌지 의심해 보자.
갱년기의 메커니즘과 심신에 미치는 영향력을 알아본다.

남성이 공격성이나 창의력이 줄어들었다면 우울증뿐 아니라 남성 갱년기가 아닌지 의심해 봐야 한다. 남자도 갱년기가 있냐고 반문하는 사람이 있는데 갱년기 장애는 결코 여성의 전유물이 아니다.

우리 몸에는 아주 소량이지만 각 기관의 움직임과 면역 기능, 대사 기능을 조절하여 생명유지에 반드시 필요한 70여 개의 호르몬이 존재한다. 그런데 이런 호르몬의 분비량은 40세를 경계로 감소하기 시작한다.

특히 여성은 여성호르몬, 남성은 남성호르몬이 급격히 줄어들어 우리 몸의 호르몬 균형이 크게 무너지면서 안면 홍조, 발한, 현기증, 두통, 이명 등 여러 가지 신체적 증상이 나타난다. 이뿐만 아니라 무기력, 집중력과 기억력 저하, 짜증, 불안감, 우울감 등 심리적 증상도 동반된다. 이렇게 뚜렷한

병명 없이 몸과 마음이 불편한 상태가 바로 남성 갱년기의 증상이다.

일본인은 심리적 증상이 강하게 나타나는 편이다. 우울증으로 진단받은 사람들 중 상당수는 실제로 갱년기 장애라고 한다.

여성은 폐경이라는 증상이 나타나 갱년기가 왔음을 비교적 쉽게 알아차린다. 하지만 남성은 갱년기라고 의식하거나 자각할 수 있는 뚜렷한 증상이 없으므로 갱년기 장애에 각별히 주의해야 한다.

5. 동맥경화를 방지한다

> 자발성 저하는 뇌동맥경화를 경고하는 노란불이다.
> 뇌의 혈액 흐름이 나빠지면 뇌 기능이 서서히 저하된다.
> 하루 빨리 손을 써서 최악의 사태를 방지하자.

 동맥경화는 뇌경색이나 심근경색 등 생명이 위험한 질병과 직결된다.

 뇌 이외의 부위에 동맥경화가 생기면, 인체는 차단된 혈관 주위에 측부 혈관(collateral vessel)이라는 작은 혈관을 새롭게 만들어서 어느 정도까지는 혈액 순환이 되게 한다. 하지만 뇌혈관은 원래부터 혈관 자체가 좁고 각 혈관이 뇌의 작은 부위로 혈액을 공급하기 때문에 측부 혈관이 생성되기 어렵다. 이렇게 뇌의 혈액 흐름이 악화되면 여러 가지 뇌 기능에 지장을 준다.

 또한 뇌동맥경화는 자발성도 떨어뜨린다. 심하면 하루 종일 아무것도 하지 않고 멍하게 지내게 된다(그래서 인지증으로 오해받기도 한다). 그 정도까진 아니더라도 자발적이고 독창적인 태도가 없어지므로 직장에서도 시키는 일만 하고 적극적으로 일하지 않는다. 결국 직장생활과 사회생활이 위태로워진다.

　마흔이 넘어 '왠지 모르게 의욕이 나지 않고' '아무것도 하기 싫어졌다'면 그것은 뇌동맥경화를 알리는 노란불일 수도 있다. 몸이 보내는 신호를 지나치지 말고 일찌감치 대책을 세워야 한다.

6. 전두엽의 노화를 막는다

 전두엽의 기능은 다음과 같다.
① 의욕과 감정 조절
② 사고의 전환
③ 창의성 발휘
전두엽이 줄어들어 노화가 시작되면 이런 기능이 저하된다. 반대로 이 기능을 유지함으로써 전두엽 노화를 방지할 수도 있다.

많은 사람이 인정하듯이 보통 활기찬 사람은 외모도 젊어 보인다.

여기서 활기란 마음을 의미하며 감정으로 바꿔 말할 수도 있다. 그래서 활기는 의욕이나 사고, 나아가 창의성(독창성)에도 자연스럽게 영향을 준다.

이 '의욕 · 감정, 사고, 창조성'을 주관하는 것이 뇌의 전두엽이다.

따라서 어떤 사람의 의욕 · 감정, 사고, 창조성 여부를 보면 그 사람의 전두엽 상태를 알 수 있다. 반대로 생각하면 의욕·감정, 사고, 창조성을 젊은 상태로 유지하고 조절하면 전두엽이 줄어들면서 노화가 진행되는 것을 방지할 수도 있다.

이는 결코 어려운 일이 아니다. 평소 생활 유형이나 습관, 기호와 성향, 사고방식을 약간만 바꿔도 생각보다 쉽게 할 수 있다.

이렇게 전두엽은 우리 몸의 안티에이징(노화방지)에 결정적 역할을 한다. 다음 장에는 전두엽 노화를 방지하는 다양한 비법을 소개하겠다.

칼럼 COLUMN

전두엽 노화란 무엇인가

나이를 먹을수록 인간의 뇌는 서서히 줄어든다. 뇌가 줄어드는 것은 뇌가 노화한다는 말이다. 하지만 스펀지가 말라붙듯이 뇌 전체가 한꺼번에 줄어들진 않는다.

뇌에서 가장 빨리 수축하기 시작하는(즉 노화하기 시작하는) 것이 전두엽이다. 또 노화(신경세포가 점점 빨리 줄어드는 일)는 대략 40대부터 진행된다.

몸이 불편한 노인도 아니고 아직 한창 일하는 나이에 노화가 시작된다는 사실을 처음 듣는 사람은 상당히 충격을 받을 것이다. 그러면 전두엽이 노화하면 어떤 증상이 일어날까?

전두엽은 주로 ① 의욕과 감정을 조절하고 ② 사고를 전환하며 ③ 창의성을 발휘하는 기능을 한다. 그래서 전두엽이 노화하면

① 자발성과 의욕이 떨어지고 감정이 노화한다.
② 어떤 감정이나 생각에서 다른 감정이나 생각으로 옮겨 가는 것이 잘 되지 않는다.
③ 새로운 발상이나 창조적인 일을 할 수 없는 증상이 나타난다.

구체적인 예를 들면 감정 조절이 잘 되지 않아서 쉽게 화를 내게 되고 이것이 더 진행되면 감정 전환이 되지 않아 한번 화가 나면 오랜 시간 동안 계속 화를 낸다. 또 자발성과 의욕이 감퇴하여 만사가 귀찮고 몸을 움직이기 싫어진다.

창의성도 떨어지므로 새로운 아이디어를 내지 못해 평범한 생각밖에 하지 못하게 된다.

이렇게 실생활에서 다양한 형태로 증상이 나타나고 MRI[03] 촬영을 하면 뇌의 수축 상태(즉 전두엽의 노화 상태)를

---

[03] MRI(자기공명영상) : 자기장을 발생하는 커다란 자석통 속에 인체를 들어가게 한 후 고주파를 발생시켜 인체를 영상화하는 정밀검사를 말한다. X선 촬영이나 CT와는 달리 인체에 해가 없으며 환자의 자세 변화 없이 원하는 방향의 영상을 자유롭게 얻을 수 있는 장점이 있다.

영상으로 분명하게 확인할 수 있는데도 정작 본인은 그 증상을 인지하지 못하니 참 골치 아픈 일이다.

전두엽의 기능은 이른바 '인간다움의 원천'이라고 할 수 있다. 이 기능을 사용하지 않아도 일상생활에 불편함이 있진 않으므로 사는 데 지장은 없다. 그래서 사람들이 전두엽 노화를 알아차리지 못하는 것이다.

뇌의 출력계를 강화한다

제1장

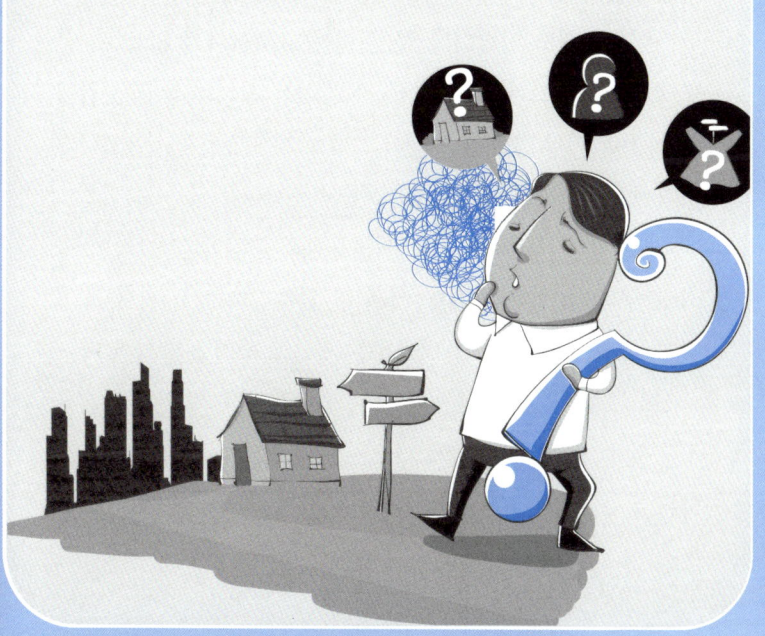

7. '그거', '거기', '저기'를 쓰지 않는다

> 평소 별생각 없이 쓰는 '그거', '거기', '저기'라는 지시대명사.
> 대화 중 이 말들이 자주 등장한다면 뇌에 녹이 슬어 노화에 가속도가 붙었다는 증거다.

아무리해도 사람이나 물건 이름이 생각나지 않을 때 참 편리한 것이 '그거', '거기', '저기'라는 지시대명사다. 집에서 가족과 이야기를 할 때는 "그거 어디에 있어?", "아 그거? 거기에 뒀어."라고 하기만 해도 뜻이 통한다.

나이를 먹을수록 그거 이름이 뭔지 생각이 안 난다며 지시대명사를 연발하는 것이 어쩔 수 없는 일이라고 한다면 어쩔 수 없다. 하지만 이를 방치하는 것은 분명히 문제가 있다.

첫째, 단어가 입 밖에 나오지 않아서 지시대명사에 의존하는 것을 괜찮다고 생각하고 그 단어가 무엇인지 생각해 내려는 노력을 게을리하는 것은 다시 말해 '생각해 낸다=뇌의 출력 기능'을 사용하지 않는다는 뜻이다.

원래 뇌의 기능은 사용하지 않으면 점점 녹이 슨다. 특히 중장년층부터 심하다.

둘째, '그거', '거기', '저기'로도 대화가 되는 사람은 좋게 말하면 이심전심인 사이라고 할 수 있다. 하지만 좀 심하게 말하면 이미 '신선하지 않은', '자극이 없는', '타성으로 계속 만나는' 관계라고도 할 수 있다.

이런 관계인 사람하고 대화를 하면 전두엽을 쓸 기회가 없다.

'그거', '거기', '저기'를 연발하는 대화에는 이렇게 모르는 새에 노화를 촉진시키는 위험이 도사리고 있는 것이다.

칼럼 COLUMN

입력계보다는 출력계가 중요하다

기억력에는 '사물을 기억하는 능력=기억하는(input) 능력'뿐 아니라 '사물을 생각해 내는 능력=기억을 끌어내는(output) 능력'이 있다.

이 기억을 끌어내는 능력, 뇌의 어딘가에 저장되어 있는 기억을 끌어내는 인덱스(검색) 기능을 담당하는 부분이 전두엽이다. 전두엽이 위축(노화)되면 당연히 그 기능도 쇠퇴하면서 사물이 잘 생각나지 않게 된다.

가장 무서운 것은 이 기능이 한번 쇠퇴하기 시작하면 악순환으로 인해 점점 빨리 쇠퇴하게 된다는 점이다. 사물이 생각나지 않으면 화젯거리도 입 밖에 나오지 않게 되기 때문이다.

나이가 들면 예전에는 말이 많던 사람도 점점 말수가 적어지는 경향이 있다. 이것은 전두엽이 노화해서 인덱스 기능이 쇠퇴하기 때문이다.

이렇게 말수가 적어지고 집에 틀어박혀서 '그거', '거기', '저기' 만 말하다 보면 전두엽의 인덱스 기능은 점점 더 녹이 슬고 노화가 진행된다. 그러면 더욱더 다른 사람과 이야기하기 힘들어지고 결국 전두엽의 노화가 더 빨리 진행되는 악순환에 빠지는 것이다.

나이가 들어서 기억력이 나빠졌다고 은근히 걱정하는 사람은 있어도 말수가 적어졌다고 걱정하는 사람은 별로 없다. 그러나 노화라는 관점에서 보면 기억력이 나빠진 것보다 말수가 적어진 것을 더 심각하게 고민해야 한다.

책을 읽어도 머리에 들어오지 않거나 기억력이 나빠진 것은 '기억의 인풋=입력계(系)'가 쇠퇴했다는 증거다. 하지만 이 증상은 얼마든지 보완할 수 있다. 기억한다는 행위는 상당히 의지적인 행위이므로 '이건 꼭 기억해야겠다'는 의욕과 기력으로 어느 정도 보완된다. 또 나이를 먹어도 좋아하는 일은 집중할 수도 있고 꽤 많은 것을 기억하기도 한다.

반면 '기억의 아웃풋=출력계'는 전두엽 외에 의지할 곳이 없다.

그러므로 입력계보다는 뇌의 출력계를 먼저 강화해야 한다. 그렇다고 어려운 훈련을 하라는 말은 아니다. 평소 습관을 되돌아보고 개선하거나 사물을 보는 방식을 바꿔보기만 해도 노화 속도를 늦출 수 있다.

8. '에이, 됐어'라고 하지 말고 '생각해 내려고' 노력하라

 '암만 해도 생각이 안 나네. 에이, 됐어.'
이러지 말고 '암만 해도 생각이 안 나네. 그래도 생각해 내야지.'
이렇게만 해도 노화를 향한 발걸음을 막을 수 있다.

오랜 시간 동안 교류해 온 친구나 가족끼리는 나이를 먹기 전부터 '그거', '거기', '저기'라는 지시대명사를 써가며 손쉽게 대화했을 것이다. 그러다가 새삼 일일이 정확한 단어로 치환해서 말하려고 하면 오히려 어색할 수도 있다.

하지만 나이를 먹고 생각이 나지 않아 지시대명사를 쓰게 되었다면 과감하게 '지시대명사 NG'라는 규정을 자신에게 부여해 보자.

가령 학창시절 친구끼리 이런 대화를 한다고 하자.
"있잖아, 옆 반의 그, 누구더라, 항상 야구 모자를 거꾸로

썼던 녀석 말이야."

"아, 알았다. 그 녀석 말이지?"

"맞아, 그 녀석. 이름이 생각나지 않네. 에이, 됐어."

그때 일단 그 이야기를 접고 다른 화제로 옮겨갔어도 머릿속에서 '누구였더라, 누구였지?' 하며 기억을 뒤적거리다 보면 어느 순간 이름이 떠오르는 경우가 있다.

'생각해 내려고' 노력함으로써 뇌의 인덱스(검색) 기능이 열심히 작용해 기억을 끌어내는 일에 성공한 것이다. 이런 일을 계속 반복하다 보면 아예 생각해 내려는 노력조차 하지 않을 때보다 뇌의 인덱스 기능이 훨씬 향상된다.

9. 자존심을 버리고 모르면 물어라

 출력계를 강화하는 가장 간단한 방법은 다른 사람과 이야기하는 것이다.
'기억이 애매해서 틀린 말을 할지도 몰라.'
'다른 사람의 이야기를 따라갈 수가 없어.'
'이런 걸 이제 와서 물어볼 수도 없고……'
지금 당장 이런 마음의 장벽을 걷어내자.

나이를 먹으면 일반적으로 말수가 적어지는데 그러면 자연스레 노화가 촉진된다. 다시 말해 '과묵함'을 개선하는 것이 안티에이징을 위한 가장 손쉬운 방법이다. 이미 말수가 적어진 사람은 어렵다고 느낄 수도 있다. 왜 그 방법이 어렵게 느껴질까?

말수가 적어진 이유는 앞에서 말했듯이 뇌의 인덱스(검색) 기능이 쇠퇴해서 기억이 잘 나지 않거나 희미해졌기 때문이다. 아니면 다른 사람과 이야기하면 자신이 모르는 이야기가 나와서 그 이야기를 쫓아가지 못하지 않을까 하는 생각이 있기 때문이다.

하지만 나이를 먹어도 젊게 사는 사람은 잘 모르겠거나 알고 싶은 것이 있으면 솔직하게 '잘 모르겠으니까 가르쳐달라'고 말하며 상대방의 설명에 열심히 귀를 기울인다. 오히려 자기 나름의 경험이나 실적을 쌓아온 사람일수록 적극적으로 질문하고 가르침을 청한다.

파나소닉의 창시자 마쓰시타 고노스케는 만년에도 잘 모르는 것이 있으면 그것이 아무리 초보적인 내용이어도 손자뻘 되는 기술자나 연구원에게 주저 없이 질문했다고 한다.

이런 말은 창피해서 못해, 창피하게 이런 것도 모르다니, 창피해서 이런 질문은 못하겠어. 이런 자존심은 버리고 '모르는 건 물어보면 되지'라는 마음으로 일단 다른 사람과 이야기해 보자. 그러면 출력계가 강화된다.

10. 일기장에 적어본다

> 어떤 일을 '적는' 입력 작업은 적을 내용을 '생각해 내는' 작업이 있어서 가능한 일이다.
> 아무리 평범한 하루여도 반드시 생각나는 일이 있을 것이다.
> 일기는 기억을 끌어내는 훈련이 된다.

어릴 적, 꽤 많은 사람이 여름방학 숙제로 일기를 썼을 것이다. 가족여행을 가거나 친구와 놀면서 특별히 재미있는 일이 있는 날은 괜찮지만, 아무 일도 없었던 날에는 '오늘은 뭘 쓰면 될까?' 하고 고민하게 된다.

하물며 어른이 되어 매일 똑같은 일을 하다 보면 일기 쓰기 자체가 불가능하게 느껴질 수도 있다. 하지만 딱히 기억에 남을 만한 일이 없는 평범한 하루일수록 출력계를 단련할 절호의 기회다.

오늘은 누구와 만나서 어떤 이야기를 했는가.
낮에 무엇을 먹었고 맛은 어땠는가.

출근하면서 또는 산책을 하면서 무엇을 보았는가.

이렇게 아무것도 아닌 일도 생각해 내려고 하지 않으면 '기억나지 않는' 일로 끝나버리지만 '생각해 내려고' 하면 반드시 어떤 기억이 끌려나오기 마련이다.

일기라고 해서 길게 쓸 필요는 없다. 몇 줄만 간단히 써도 괜찮다. 또는 트위터에 올리듯이 혼잣말처럼 써도 된다.

다시 말해 일기를 '쓰는' 것이 아니라 '적는' 것이다.

기억 훈련이라고 생각하면 작심삼일로 끝나지 않고 꾸준히 할 수 있지 않을까?

11. 블로그나 페이스북을 활용하라

> 블로그나 페이스북은 불특정 다수를 향한 공개 일기다. 생각난 일을 다른 사람도 이해할 수 있도록 적으면 '출력하는 능력'이 훨씬 향상된다.

일기는 어디까지나 사적인 것이므로 자기만 이해하면 되지만 블로그나 페이스북은 불특정 다수에게 공개되기 때문에 쉽게 이해할 수 있는 방식으로 써야지만 그곳에 '적는' 의미가 있다. 그러므로 일기를 적을 때보다 단어 선택이나 표현에 신경을 더욱 쓰게 되어서 '표현력=출력하는 능력'을 기르는 훈련이 된다.

많은 사람은 평상시에 생각해서 문장을 쓰는 기회가 거의 없지 않을까? 업무 일정을 수첩에 쓰거나 회의 내용을 공책에 요점 정리하거나 전화 통화 내용을 메모하는 것은 '단순히 기록하는' 작업이지 기억이나 생각을 '정리해서 적는' 작업은 아니다.

또 비즈니스 문서나 기획서를 작성하기도 하지만 이런 작업도 정형화된 형식에 따라서 자료나 문헌을 참조하며 필요한 사항을 '기록하는' 작업에 가깝다.

　뇌의 여기저기에 흩어진 정보나 지식, 기억을 이끌어내어 다른 사람도 이해할 수 있도록 써보자. 그렇게 쓰려고 생각하면 처음에는 꽤 시간이 걸리지만 계속 하다 보면 녹이 슨 전두엽 부분에 윤활유가 스며들어 전두엽이 원활하게 작동하기 시작한다. 그렇게 되면 점점 '척척 생각해 내고 적을 수 있게' 될 것이다.

12. 새로운 사람과 만나라

 블로그나 페이스북으로 구축되는 미지의 사람들과 물건, 세계와 이어진 네트워크는 여태까지 알지 못했던 자신이나 새로운 가능성을 향한 문을 열어준다.
이것이 뇌에 쾌감을 주고 활성화시킨다.

앞서 말한 블로그나 페이스북의 효용은 '표현력=출력하는 능력'을 향상하는 데 그치지 않는다.

당신이 써내려간 내용에 공감하는 사람, 그것이 유익한 정보여서 도움이 되었다는 사람, 때로는 이의를 제기하며 반론하는 사람 등 모르는 사람들이 다양한 반응을 보인다. 그렇게 블로그나 페이스북에 쓰지 않았다면 몰랐을 사람들과 연결되면서 네트워크가 형성되는 것이다.

그러면 이번에는 당신이 그들의 반응을 보고 자신이 지금까지 얻지 못한 새로운 정보나 지식을 얻거나 다양한 사람들의 사고로부터 자극을 받게 된다.

그리고 그 네트워크로 인해 새로운 깨달음을 얻거나 미

지의 세계를 알게 되기도 하고 당신의 내면 깊숙한 곳에 잠들어 있던 재능과 가능성에 눈뜰 수도 있다.

또, 실제로 뇌는 다른 사람과의 네트워크에서 강한 쾌감을 느끼고 더욱 활성화하는 성질이 있다. 반대로 말수가 적고 다른 사람과 말을 섞지 않는 생활을 하거나 블로그나 페이스북 등도 이용하지 않고 지금까지의 틀을 벗어나지 않는 만남만 계속하면 뇌는 기운을 잃고 점점 줄어든다.

네트워크에는 뇌와 심신을 활기차고 젊게 만드는 힘이 있는 것이다.

13. 친근한 물건으로 '생각해 내는' 계기를 만든다

 일상의 사소한 것이라도 '생각해 내려고' 하면 생각이 난다.
또 생각해 내려고 하지 않아도 자연히 '생각의 사슬'이 발동하기도 한다.

앞에서, 일기를 쓰거나 블로그, 페이스북을 하면 일상에서 일어난 사소한 일도 일부러 '생각해 내려고' 하기 때문에 출력계가 강화된다고 말했다. 그런데 억지로 생각해 내려고 하지 않아도 어떤 계기로 인해 차례대로 기억이나 생각이 되살아나는 경우도 있다.

평소에 그런 '생각의 사슬' 역할을 하는 물건을 주변에 놓아두면 이것도 출력계를 단련하는 효과적인 도구가 된다.

예를 들어 지도를 들 수 있다. 지도책을 펼치면 청춘시절에 여행했던 시골마을이나 어촌, 일찍이 가족과 여행간 관광지, 그곳에서 일어난 여러 가지 추억이 주마등처럼 스쳐간다.

사전이나 단어장도 좋다. '말의 기억'을 확인할 수 있음은 물론이고 '예전에 만들었던 영어단어장'은 열심히 시험공부를 하던 때를 불쑥 떠오르게 한다.

도감이나 카탈로그도 있다. 어린 시절에 열중했던 곤충도감, 젊었을 때 빠져들었던 오토바이 카탈로그를 보면 예전에 좋아했던 곤충이나 오토바이에 관한 것뿐 아니라 그것들에 열중하던 시절의 추억까지 덩달아 떠오른다.

이런 식으로 열정적인 그 시절을 떠올리면 뇌는 기분 좋은 흥분을 느낀다. 그 흥분은 뇌가 젊어지는 것을 촉진하므로 일석이조의 상승효과를 기대할 수 있다.

14. 현명하게 돈을 쓴다

> 돈을 쓰는 것=돈을 '내는' 일은 출력계 행동이다.
> 또한 쓰는 사람의 표현력이나 독창성이 나타나 창조력이나 기획력, 계획력이 요구된다.
> 돈을 쓰는 것은 독창적인 행위기도 하다.

 일본인은 저축을 좋아하는 민족이라고 한다. 돈을 모으는 행위는 '입력'이고 쓰는 행위는 '출력'에 해당한다. 그런데 지식이나 정보를 잔뜩 모으기만 하고 사용하지 않거나 밖으로 내지 않으면 아무 도움도 되지 않듯이 돈도 쌓아놓으라고 있는 것이 아니라 사용해서 밖으로 내라고 있는 것이다.

 지식과 정보를 쌓아놓기만 하고 현명하게 쓰지 못하는 것은 표현력이 부족하거나 독창성이 없기 때문인데 돈도 마찬가지다. 돈을 쓰는 방법에서 그 사람의 표현력과 독창성이 여실히 나타난다.

 쓸데없는 곳에 낭비하지 않고 돈을 쓰면서 행복을 충분히 느끼는 것이야말로 가장 바람직하게 돈을 쓰는 방법이다. 그렇다면 무엇에 얼마나 돈을 써야 할까? 이처럼 돈을 쓰는 방법은 꽤나 진지하고 깊이 있는 주제다.

'어떻게 돈을 쓸까'를 생각할 때, 이때가 바로 전두엽이 등장할 시점이다.

성인이 약간의 사치를 부릴 때조차도 아끼기만 하는 것은 좋은 방법이 아니다. 그렇지만 현실적으로 주머니 사정도 생각해야 한다. '무엇에 얼마나 돈을 썼는데 예산 내에서 해결되었고 아주 만족스러웠다'는 결과를 얻으려면 창의력과 기획력, 계획력을 발휘해야 한다. 다시 말해 돈을 쓰는 것은 지극히 독창적인 행위다.

15. 어떻게 돈을 쓸지
   확실히 생각하라

 '늙어가는 사람'이 아닌 '젊어지는 사람'이 되려면 돈을 찔끔찔끔 쓰는 사람이 되기보다 돈을 쓰는 달인이 되어야 한다.
돈 쓰는 달인이란?

한창 일하던 시절에는 자녀 교육비나 주택 대출금을 충당하는 데 급급하여 돈을 쓸 여유가 없다. 은퇴 후에는 연금을 받기 때문에 보통 무조건 절약해야 한다고 생각한다. 그런데 현역 시절에 다람쥐 쳇바퀴 식의 일상을 반복하다가 은퇴 후에도 집에 틀어박혀서 절약! 절약!만 외치면 뇌의 출력계인 전두엽이 자극을 받지 못한다.

경제적인 여유가 없고 한정된 돈밖에 수중에 들어오지 않는 지금 상황에서 그 한정된 자금을 어떻게 사용해야 자신과 가족이 행복해질까? 전두엽을 풀가동해 답을 찾아야 한다.

그 결과에 만족감을 느낀다면 그 만족감은 전두엽에게 최고의 상이 된다. 그러면 전두엽은 더 열심히 움직이고 뇌도 점점 젊어질 것이다.

또 돈은 쓸 때는 써야 절약이 된다. 보통 사람들은 평소에 '이 달에는 돈을 많이 썼으니 다음 달에는 아껴 써야지' 하고 생각한다. 그래서 허리띠를 꽉꽉 졸라매다가 여윳돈이 생기면 '여태까지 아꼈으니까 이 정도는 써도 되겠지' 하며 쓸데없는 것에 찔끔찔끔 돈을 써서 낭비하는 경우가 꽤 있다.

전두엽을 사용해 '돈 쓰는 달인'이 될 것인가, 아니면 그저 찔끔찔끔 돈을 쓰는 사람이 될 것인가! 이것이 젊어지는 사람과 늙어가는 사람을 나누는 일종의 기준이 된다.

16. 말과 행동을 세트로 만든다

 한다고 말했으면 꼭 실행하자.
그 상황에 자신을 빠뜨리면 뇌가 젊어진다.

공적인 일을 할 때는 내가 하겠다고 나선 일이나 내가 해야만 하는 일을 제대로 실행하려고 한다. 그렇게 하지 않으면 신뢰를 잃어버리므로 최선을 다해 완수하려고 애쓴다.

그런데 개인적인 친구나 가족 간의 일, 또 자기 자신에 관한 일이 되면 '일도 아닌데 안 하면 어때', '나중에 하면 되지' 하고 계속 미루거나 결국에는 내버려두는 일이 드물지 않다.

그러나 아무리 훌륭한 아이디어와 생각을 말로 '출력' 해도 실천이 따르지 않으면 대체 무엇을 위한 출력이란 말인가? 이렇게 말하면 '그러니까 쓸데없는 말은 애초부터 하지 말아야 해'라고 생각하고 자기 생각을 아예 입 밖에 내지 않는 사람도 있다. 그런 사람은 점점 할 일이 없어져서 뇌의 노화, 즉 치매로 가는 길을 자연스레 걷게 된다.

    젊음을 유지하려면 생각을 말로 표현하는 출력뿐 아니라 그 생각을 실행하는 것을 세트로 해야 한다. 그러니 행동하기 위해 말로 표현한다는 마음가짐을 가지자. "꼭 하겠어!" 하고 공개적으로 선언하면 암만 하기 싫어도 하게 된다.

    또 아이디어를 실천하려고 생각하면 실천방법을 진지하게 생각하기 마련이다. 그때 뇌는 또 한 번 젊어진다.

17. 억지로 공부하지 마라

 나이를 먹으면 아무래도 기억력이 떨어진다.
그때 무턱대고 지식을 머리에 집어넣어 봤자 별 의미도 없고 계속할 수도 없다.
오히려 지금까지 입력해 온 여러 가지 지식과 정보를 바탕으로 '외부에 발신하고 출력하는' 것이 중요하다.

문화센터나 대학에서는 '평생 학습'이라는 표어를 내세우며 수강생을 모집한다. 그런데 아무리 나이를 먹어도 무조건 공부해야 한다거나 공부가 중요하다는 생각이 꼭 바람직하지만은 않다.

첫째, 젊었을 때보다 기억력이 훨씬 떨어졌는데 무턱대고 새로운 지식을 집어넣어버리면 뇌가 포화 상태가 되어 결국 오래 지속하지 못한다.

둘째, 나이가 들었을 때는 이미 다양한 지식이 머릿속에 입력되어 있으므로 그것들을 출력하는 데 에너지를 쏟는 것이 바람직하다.

언어학자인 도야마 시게히코[04]가 "어른이 되어도 공부는 해야 한다."고 말하는 한편으로 "노인이 도서관에 가면 점점 더 늙는다."고 한 것도 이런 맥락에서다.

어떤 내용을 읽자마자 잊어버리는 상태라면 책이나 문서를 읽는 입력 중심형 공부를 중단하자. 대신 지금까지 쌓아온 지식과 정보를 활용해 어떤 새로운 것을 제안하거나 일기나 블로그 등에 적는, 다시 말해 출력하는 행위에 그 시간을 할애하자.

물론 평생 학습도 출력을 전제로 한다면 해도 좋다.

중장년층의 공부는 입력하는 비율을 얼마나 낮출 수 있는가, 이 점에 달려 있다.

---

04 도야마 시게히코(外山滋比古) : 일본의 영문학자 겸 에세이스트. 한국에 번역 출판된 저서로 『사고 정리학』이 있다.

제2장

뇌의 '변화에 대처하는 힘'을 강화한다

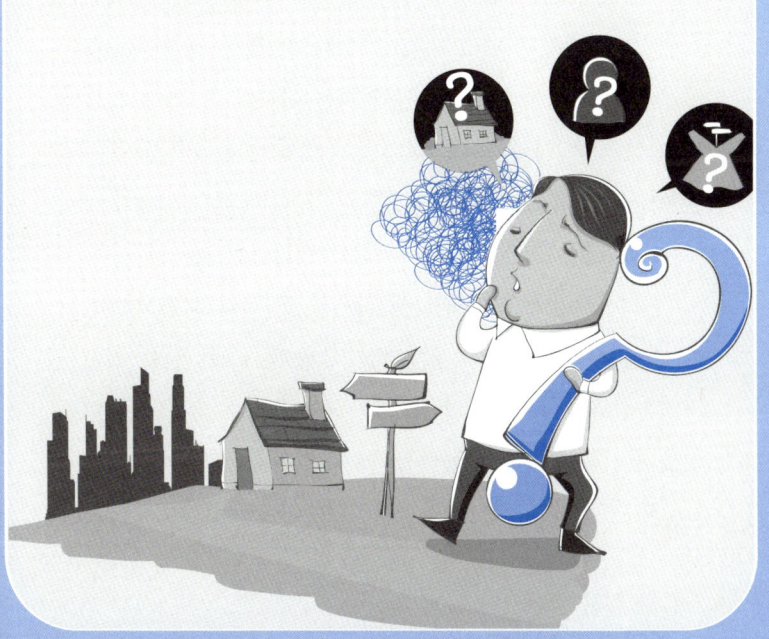

18. 예상 밖의 사물이나 사건을 환영하라

 가슴 설레는 일이든 골치 아픈 문제든 갑자기 일어난 사건이든 상관없이 전두엽은 예상 밖의 일과 마주쳤을 때 활발하게 움직인다.
'예상 밖'과 마주칠 기회를 스스로 찾아보자.

'예상 밖의 일이라 어쩔 수 없다'는 말은 정치인이나 기업 책임자가 상투적으로 하는 면피용 대사다. 또 많은 사람들이 예상 밖의 사태에 직면하기를 두려워한다. 하지만 전두엽은 이 '예상 밖'을 열렬히 환영한다. 그럴 때일수록 내가 나갈 차례라고 잔뜩 기대하며 기다리는 것이다.

단순 작업이나 숫자만 만지는 일, 또 결과가 뻔히 예측되는 일에 전두엽은 거의 활동하지 않는다. 그런 일은 언어를 기억하고 이해하는 역할을 맡은 측두엽이나 숫자에 관련된 일을 처리하는 두정엽만으로도 충분히 처리할 수 있다.

이런 일에 종사하거나 매일 같은 시간에 일어나 출근하

고 집에 돌아와서는 TV를 보며 뒹굴거리는 생활이 반복되면 전두엽이 나설 자리가 없어진다. 전두엽은 물론이고 뇌 전체에 자극받는 일이 줄어든다. 결국 노화를 향한 길을 전속력으로 달리는 셈이다.

재해나 사고 같은 예상 밖의 일은 일어나지 말아야 하겠지만 '기쁜 예상 밖의 일'이나 '무슨 일이 일어날지 기대되는 예상 밖의 일'은 기대할 가치가 있지 않을까?

잔잔한 수면에 돌멩이를 하나 던지면 물결이 퍼지듯이 항상 똑같은 일상 속에서도 자신이 어떻게 하느냐에 따라 '예상 밖의 일'을 차례차례 만날 수 있다.

19. 주식이나 도박을 적당히 즐겨라

 미래를 알 수 없는 일이 전두엽을 강하게 자극한다.
다양한 측면을 종합적으로 보고 판단하는 행위는 전두엽을 360도 회전시킨다. 절도를 지키며 한다면 주식이나 도박은 치매를 방지하는 데 큰 몫을 한다.

가끔 보면 주식이나 내기에 푹 빠져서 사리분별을 못하고 계속하다가 패가망신하는 사람이 있는데 이것은 정말 심각한 문제다. 하지만 사실 주식과 내기는 '노화 방지, 치매 방지'라는 측면에는 큰 효과가 있다.

먼저 미래를 알 수 없는 일에 맞닥뜨리면 전두엽이 강하게 자극되어 예상 밖의 사태가 무척 빈번하게 발생한다. 주식을 예로 들어보자. 세상이나 경기 동향을 주시하며 순간순간 변하는 주가 차트를 좇다가 '바로 지금'이라는 시점에 매매하려면 전두엽을 풀가동시켜야 한다.

마찬가지로 경마 같은 도박에서도 마권을 이것저것 골고루 살 때는 전두엽이 필요 없다. 하지만 신문 정보와 경기가 시작되기 전 말의 상태, 승리할 확률을 종합적으로 고려하고 판단하여 표를 구매하는 행위는 의외로 대단히 지적인 노동이다.

    주식이든 경마든 '이 정도는 손해 봐도 좋다'는 한계선을 정하고 그 범위에서 하는 것은 유익하고 해가 없다. 왠지 모르게 '내기'는 나쁜 짓이라는 고정관념 때문에 위험요소가 강한 주식에 손을 대기보다는 정기예금이나 개인을 대상으로 발행한 국채 등 원금보전형 금융상품으로 착실하게 재산을 모으는 편이 낫다는 사람도 적지 않다. 하지만 그런 기성 개념이나 고정관념에서 벗어나는 것도 마음이 젊어지는 방법이다.

20. 때로는 사랑을 하라

 미래를 알 수 없는, 예상 밖의 일에는 연애도 해당된다.
'황혼 사랑'으로 마음이 젊어지면 당신은 더 이상 황혼이 아니다.

배우자가 있건 나이를 먹건 매력적인 이성을 보면 자기도 모르게 가슴이 두근거리기 마련이다. 그러나 애석하게도 대개는 '볼썽사납게 황혼 연애라니', '어차피 차이겠지', '가족이 있는 몸으로 어떻게 그렇게 하겠어' 하고 마음에 뚜껑을 덮어버린다.

하지만 연애도 주식이나 내기와 마찬가지로 노화 방지와 치매 방지에 무척 효과적이다. 연애는 미래를 알 수 없는 데다 예상 밖의 사태가 항상 따라다니므로 전두엽에 계속 자극을 주기 때문이다.

또 두근거림은 그 자체만으로도 마음에 빛이 되어 다채로운 색깔을 부여해 젊어지게 만든다. 이윽고 두근거림은 행복한 감정으로 바뀌어 뇌의 쾌감신경을 자극해 기분을 좋게 한다.

그것을 굳이 배제할 필요는 없지 않을까?

마음이 젊어진 사람은 이미 황혼이 아니다. 다른 사람의 눈을 의식하지 않고 그 두근거림을, 행복한 감정을 계속 느껴도 좋을 것이다. 물론 가정을 깨뜨리거나 스토커 수준의 행위를 하면 당연히 안 되겠지만 몇 살이 되어도 아니, 나이가 들수록 사람의 뇌는 두근거림이 필요하다. 이 두근거림이 다른 사람이 당신을 보고 두근거릴 정도로 당신을 젊게 해줄 것이다.

21. 단골가게에만 가지 않는다

 잠자코 있어도 자신의 취향에 맞춰서 음식을 만들어 주는 단골가게는 그곳에 가기만 해도 마음이 편안해지는 나만의 공간이다.
그곳에만 발걸음 하는 것은 노화 특유의 증상인 '은둔' 상태이기 때문이다.

경제적 여유가 없는 젊은 시절에는 '싸고 맛있는 가게'를 열심히 찾는다. 그러다가 어느 정도 여유가 생기면 적당한 가격에 괜찮은 음식과 술을 마실 수 있는 '마음 편한 가게'를 발견하게 된다.

한 번 두 번 그 가게에 가다가 단골이 되면 가게 주인이나 점원과도 친해지고 어느 정도 특별대우를 받게 되면서 '여기가 제일이야' 하고 그 가게만 찾아가게 된다.

이런 경향은 뇌 기능면에서 보면 노화가 진행되었을 때 보이는 일종의 '은둔' 증상이다.

단골 가게가 있는 것 자체는 결코 나쁜 일이 아니다. 하지만 때로는 과감하게 새로운 가게에도 들러보자.

새로운 가게에 들어갔더니 비싸기만 하고 맛이 없어서 실망할 수도 있다. 또 가게 분위기가 나와 맞지 않아 불편할 수도 있다.

그래도 '실패하면 어때'라는 마음으로 새로운 가게를 찾아야 한다.

방문을 열고 새로운 가게 문을 두들겨 자신과 뇌를 해방시킬 사람은 나밖에 없기 때문이다.

22. CD를 산다면 신곡을 사고 영화를 본다면 영화관에서 신작을 보라

 예전에 유행한 곡만 듣거나 노래하는 것도 예전에 본 영화 밖에 관심이 없는 것도 뇌가 노화하는 현상이다.
새로운 곡, 새로운 영화를 접해서 뇌를 활성화하자.

젊을 때는 좋아하는 아티스트의 신곡 발매일을 손꼽아 기다리다가 당일 레코드 가게 앞에 줄을 서서라도 샀는데 지금은 CD가게에서 베스트 앨범만 산다.

예전에는 노래방의 여왕으로 불릴 만큼 신곡을 줄줄 외워서 불렀건만 지금은 노래방에 가면 애창곡을 한 곡 부르고 다른 사람에게 슬그머니 마이크를 넘긴다.

예전에는 영화관에도 자주 갔지만 최근에는 DVD 대여점에 들른다. DVD를 구매할 때도 예전에 영화관에서 보고 감동받은 추억의 영화를 산다.

이런 행동들은 모두 뇌의 노화 현상에서 시작된다.

이런 습성이 지속되면 노화가 계속 진행될 뿐이다.

뇌의 전두엽은 처음 보거나 듣는 것에 민감하게 반응한다. 즉 새로운 것을 보거나 듣는 행동이 뇌를 활성화시켜서 젊음을 유지하게 한다.

CD를 산다면 신곡을, 노래방에서 노래를 한다면 처음 부르는 곡에 과감하게 도전하자. 영화를 본다면 개봉관에서 지금 화제인 신작을 감상하자.

꼭 그렇게 해보길 바란다.

23. 변화를 두려워하지 말고 즐겨라

 변화나 문제를 회피하지 않고 전두엽을 단련하는 기회로써 기꺼이 마주보자.
그러면 전두엽이 풀가동해 기발한 아이디어가 떠오른다.

규정대로만 하는 사람은 치매에 걸리기 쉽지만, 사고가 유연하고 임기응변에 능한 사람은 좀처럼 치매에 걸리지 않는다고 한다.

이것은 사실이다. 앞에서도 말했듯이 두정엽과 측두엽은 정해진 일을 처리하고 전두엽은 예상 밖의 일을 처리한다. 이렇게 뇌는 각 영역마다 다른 일을 분담한다.

유연한 사고를 하고 임기응변에 능한 사람은 전두엽이 활발하게 움직여서 강화되기 때문에 노화가 진행되지 않는다. 다시 말해 변화무쌍하고 자극적인 생활을 하면 전두엽이 강화되어 노화를 방지할 수 있다는 말이 된다.

그래서 60항에서 예상 밖의 일을 능동적으로 찾아다니라고 제안하는 것이다. 더 쉽게 풀어쓰자면 전혀 예상하지 못했는데 갑자기 닥친 문제나 변화를 피하려고 하지 말고 오히려 적극적으로 마주하여 문제를 해결하려는 마음가짐을 갖는 것이 중요하다.

즉 어떤 변화나 문제가 발생해도 그것을 두려워하거나 불쾌한 일로 받아들이지 말고 '그래, 이건 전두엽을 강화할 좋은 기회야!' 하고 기꺼이 마주하라는 말이다.

변화를 두려워하지 않고 즐기는 마음을 가지면 전두엽은 기뻐서 초고속으로 회전한다. 그러면 문제를 멋지게 해결할 방도가 떠오를 것이다.

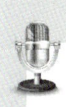

칼럼 COLUMN

나이를 먹어도 사서 고생해야 한다

사람들은 기억력이 저하하면 그때서야 '아, 나도 이제 노화가 시작되었나봐' 하고 생각하는데 일단 이것이 착각의 시작이다.

기억력, 즉 기억의 입력과 축적에 관계하는 것은 뇌의 측두엽과 후두엽이다. 이 영역은 전두엽에 비해 노화가 늦게 시작되는 특징이 있다.

또 '젊었을 때는 시야가 좁지만 나이가 들면서 경험을 쌓을수록 다양한 각도에서 사물을 보게 된다.'고 일반적으로 생각하는데 이것도 대단한 착각이다.

나이가 들면서 아직 측두엽과 후두엽은 건재하지만 전두엽은 노화하고 있을 때 특히 눈에 띄는 현상은 '예전에는 이랬으니까 일단 똑같이 해두면 문제 없겠지' 하는 이른바 '전례답습형 사고'다.

이것은 전두엽이 '미래지향적 사고'를 할 수 없게 되어서 생기는 사고방식이다. 이런 식으로 나이가 들면 사물을 다양한 각도에서 보기는커녕 만사를 과거 사례를 바탕으로 생각하고 창의성과 다양성이 없는 사고를 하게 된다.

또 나이를 먹으면 일반적으로 업무상의 실수나 실패를 하는 일이 줄어든다. 그것을 '서당 개도 삼 년이면 풍월을 읊는다는데 일의 흐름을 예상할 수 있게 되어서' 그렇다고 생각하는 것도 착각일 가능성이 있다. 그저 자신이 실패할 일을 하지 않게 되었을 뿐인 경우도 있다.

이런 착각을 일으키는 원인은 한마디로 전두엽이 노화하고 있기 때문이다. 뇌가 노화하기 시작하면 내가 기분 좋고 편한 것만 선호하게 된다. 그러므로 자신에게 유리하게끔 상황을 해석하고 일부러 무리하거나 고생하지 않으려고 한다.

그러나 지금은 백세 시대다. 사오십 대도 어떤 의미에서는 아직 젊은 나이다. 그런데 벌써 늙어버리면 되겠는가?

몇 살이 되든 상관없이 실패를 두려워하지 않고 힘든 일과 마주해야 한다.

젊었을 때 고생은 사서도 한다지만 뇌의 노화 방지를 위해서는 나이 먹어서 하는 고생도 사서 해야 한다.

24. 푸념하기 전에
   한 번 더 생각한다

푸념해 봤자 아무것도 변하지 않는다.
아무리 힘든 일도 '부자유는 발명의 어머니'라는 생각으로 온 힘을 다해 생각하면 반드시 극복할 수 있다.

흔히 나이가 들면 푸념이 많아진다고 하는데 푸념이 많아지는 것 역시 전두엽이 노화해서 나타나는 현상이다.

툭하면 푸념을 하는 것은 전두엽이 노화해서 문제 해결 능력이 떨어진 상태에서 어떤 힘든 일이 생기면 그것을 해결할 능력도 없고 그렇다고 그 상황을 받아들이지도 못하는 딜레마가 푸념이라는 형태로 나타나는 것이다.

하지만 아무리 푸념한들 당연히 아무것도 해결되지 않는다.

먼저, 푸념하지 않는 습관을 들이자. 푸념이나 불평하는 대신 '생각하는' 습관을 들이자. 생각을 하면 전두엽은 열심히 움직인다. 이 습관으로 전두엽이 강화되면 문제를 해결하는 능력도 향상된다.

또한 나는 '부자유는 발명의 어머니'라고 생각한다. 원래 인간은 어떤 힘든 일이 일어나거나 역경에 맞닥뜨릴수록 강해지고 창의적인 방법을 모색해 이겨내는 힘이 있기 때문이다.

어떤 일이 일어나면 푸념만 하지 말고 자신의 DNA에 잠재된 뛰어난 능력을 꼭 발휘해 보자.

25. 한 가지 일에 30가지
   아이디어를 내는 훈련을 한다

 '양자택일', '흑이냐 백이냐'가 아니라 이것도 있고 저것도 있고 그것도 있는 다양한 선택지를 생각하자.
이는 변화에 대처하는 힘을 기르는 훈련이 된다.

사회 문제를 다루는 논평을 보면 대개 양자택일 논조가 지배적이다.

예를 들면 원자력 발전소 문제에 대한 기사를 보면 주로 '위험하므로 즉시 폐지하자' VS '원자력 발전소 폐지는 비현실적이다'가 대결하는 구도다. '점차 줄여나가다가 장래에는 전면 폐지하자'라는 의견도 있긴 하지만 위의 두 가지 논리에 밀려서 힘을 쓰지 못한다.

원자력을 대체할 에너지에 대한 논의도 풍력·수력, 태양광, 가스 터빈[05] 등 기존 방법의 영역을 넘지 못한다. 태양열 등 새로운 에너지에도 시선을 돌리면 좋을 텐데 왜 그러는

---

[05] 가스 터빈 : 연소가스의 흐름으로부터 에너지를 추출하는 회전 동력 기관을 말한다.

걸까? 아니면 선택지는 적어야 좋다고 생각하는 걸까?

사회 문제뿐 아니라 개인 문제, 또 일상생활에서 사소한 선택을 해야 하는 경우에도 '이렇게 할지 저렇게 할지' 두 가지만 놓고 생각하는 경향이 있다. 물론 최종적으로는 한 가지 방법으로 결론을 내리겠지만 그래도 나는 선택지는 많을수록 좋다고 생각한다.

어떤 출판사에는 책 제목을 정할 때 영업부와 편집부 사람들이 각자 최소 30개를 제시해야 한다는 규정이 있다고 한다. 이렇게 많은 선택지를 제시하려면 평소 자신이 사물을 보는 견해와 사고방식, 지식과 정보만으로는 도저히 불가능하다. 평상시와는 다른 관점과 입장에서 보는 발상이 필요하다.

26. '지금까지 어땠지?' 보다는 '지금부터 어떻게 할까'

> 과거의 경험만으로 어떤 행동을 할지 결정하지 않고 미래 예측이나 전망을 바탕으로 어떻게 할지 판단한다.
> 급변하는 이 시대에는 전두엽의 미래지향적 사고가 꼭 필요하다.

전두엽이 수행하는 역할 중 하나는 두정엽이나 측두엽 등 다른 영역에 축적된 '지금까지의 경험'을 종합적으로 판단해 어떤 행동을 할지 결정하는 것이다.

동물의 뇌에도 이 기능이 있다. 그런데 인간과 동물은 다른 점이 있다. 인간의 전두엽은 과거 경험뿐 아니라 미래를 예측하거나 전망을 세운 다음, 그것을 참조하며 행동을 결정한다.

다시 말해 '지금까지 이랬으니까 이렇게 하자'가 아니라 '지금까지는 이랬지만 앞으로는 이렇게 될 것 같으니 이렇게 하자'는 사고를 말한다.

전두엽이 활발하게 움직이면 이처럼 '앞으로는 이렇게 될 것 같다'는 가설을 세우거나 '이렇게 될 것 같으니까 이렇게 하자'는 시뮬레이션을 할 수 있다.

물론 지금까지의 과거 경험도 미래를 형성하는 토대가 된다. 하지만 현대처럼 급격하게 변하는 시대에는 '과거에는 이랬으니까', '논리적으로 생각하면 이렇게 된다'는 생각만으로는 변화를 따라잡을 수 없으며 적확한 대처를 할 수도 없다.

과거의 토대에서 새로운 무언가를 생각해 내는 힘, '지금까지 어땠지?'보다 '지금부터 어떻게 할까'라는 전두엽의 미래지향적 사고가 반드시 필요한 것이다.

27. 적극적으로 '실패할 수도 있는 실험'을 하라

 실행과 실험이 없는 생각이나 호기심은 전두엽에 아무 의미도 없다.
'미지의 실패가 새겨져 있는' 실험에 도전하고 또 도전하는 것이 젊음을 유지하는 비결이다.

젊음을 유지하려면 자신의 생각과 실행이 세트가 되어야 한다고 16항에서 말했다. 무슨 일이든 흥미를 느끼면 즉시 구체적인 행동으로 옮기자. 귀찮아서 가만히 있으면 전두엽은 노화하기 시작한다.

호기심이 이끄는 대로 행동할 때는 '실험 정신'이 필요하다. 그런데 이 실험이 실패가 따를 가능성이 없다면 그것도 아무 의미가 없다.

학교 과학실험실에서 하는 실험은 대부분 미리 결과를 알고 한다. 하지만 원래 실험이란 '미지의 것을 향한 도전'이며 '실패'할 가능성이 새겨져 있는 것이다.

다시 말해 실패할 가능성이 없는 실험은 실험이라고 할 수 없다.

그 실패를 두려워하지 않고 호기심이 이끄는 대로 과감하게 행동하는 것이야말로 실험 정신이다. 실험 정신은 전두엽을 강하게 자극한다. 또 전두엽은 예측할 수 있는 실패보다 예상 밖의 실패를 열렬하게 반긴다.

예상 밖의 사태에 직면해 '자, 이제 어떻게 할까' 하고 생각할 때 전두엽은 한층 더 빠르게 움직인다. 적극적으로 미지의 실패가 새겨져 있는 실험에 도전하고 또 도전하는 것이 젊음을 유지하는 비결이다.

제3장 감정과 사고의 노화를 방지하는 훈련

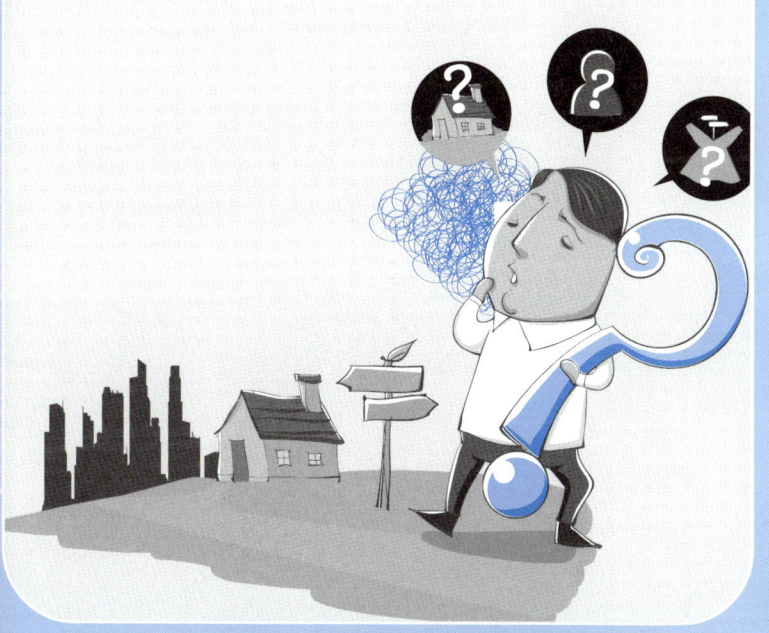

28. 예능 프로그램을 보지 않는다

멍하니 보기만 하면 되는 예능 프로그램.
단면적이고 단정적인 의견밖에 내지 않는 와이드쇼 프로그램.
이런 프로는 뇌에 아무 자극도 주지 않고 사고를 전면 정지시킨다.
치매를 촉진시키는 텔레비전 프로그램은 보지 말아야 한다.

예전에 나는 『텔레비전의 대죄(大罪)』라는 책을 쓴 적이 있다. 일부 질 좋은 드라마나 교양프로를 제외하면 텔레비전 프로그램은 백해무익하고 특히 뇌에 유해한 존재다.

우선, 가족이 모처럼 거실에 둘러앉았는데 텔레비전만 보고 있으면 가족 간의 대화가 없어진다.

또 단순히 사람을 웃기려는 예능 프로는 사람의 사고를 정지시킨다.

와이드쇼 프로를 보면 얼핏 한 가지 주제를 놓고 여러 출연자가 각자의 의견을 말하니까 시청자에게 생각하는 계기를 제공하는 듯이 보인다. 그러나 대개는 출연자 중 한 명이 "이건 A다"라며 마치 그 의견이 '이 세상의 일반적인 생각'인 양 반강요조로 주장하면 다른 출연자들은 그 말이 옳다고 맞장구를 친다. 자신의 생각이 상당히 확고한 시청자가 아니면 일방적이고 단정적인 '모두의 의견'에 휩쓸리기 십상이다.

이런 프로를 볼 때, 당신의 뇌는 정지한 상태다. 전두엽은 휴식 모드에 들어간다. 이런 상태가 지속되면 전두엽은 점점 줄어들어 기능을 상실한다.

만약 치매에 걸리고 싶지 않고 노화가 진행되길 원치 않는다면 오늘부터 텔레비전을 벗 삼아 휴식을 취하는 습관과 작별해야 한다.

29. 나만의 '진짜'를 찾아라

 텔레비전의 개그 프로보다 소극장에서 직접 보는 공연.
우리 동네에서 유명한 레스토랑의 스테이크보다 처음 가본 거리의 작은 양식당에서 파는 돈가스.
나만의 '최상의 것'을 접할 때 뇌는 엄청나게 기뻐한다.

텔레비전에서 방영하는 개그 프로를 보며 시간을 보내는 사람에게는 꼭 소극장에 가보라고 권하고 싶다. 같은 개그라도 텔레비전에서 보여주는 개그에 뇌는 아무런 반응도 하지 않는다. 그러나 '진짜 개그'를 접하면 뇌도 기뻐한다. 입뿐 아니라 뇌도 웃을 수 있기 때문이다.

여기서 기억해야 할 점은 뇌가 기뻐하는 '진짜'가 만인에게 인정받는 일류일 필요는 없다는 것이다. 음식을 예로 들자면 초밥, 라면, 만두, 국수, 크로켓 등 흔히 먹는 음식도 괜찮다.

'이 음식만큼은 내가 잘 알고 나만의 기준이 있다'면, 그 기준을 충족하는 어떤 음식에 당신이 '이건 진짜'라고 느꼈다면 그 음식은 진짜다. 별 세 개 달린 레스토랑이 아닌 마니아

층이 찾는 식당이라도 당신의 혀가 진짜 맛있다고 느낀다면 그것이 진짜다.

그런 것을 자기 발로 걸어서 찾고 또 찾아봐야 한다.

그것이 바로 '나만의 진짜 찾기'다.

이미 일상이 된 것이 아니라 당신이 아직 알지 못하는, 하지만 분명 '이거다!' 하고 생각할 수 있는 것. 그런 것을 설레는 가슴으로 탐색할 때 전두엽도 함께 흥분하며 초고속으로 돌아간다. 전두엽은 미지의 것을 엄청나게 좋아하기 때문이다.

30. 사람을 자주 만나라

> 다른 사람과의 교류와 대화에는 뇌, 특히 전두엽을 자극하고 활성화시켜 쾌감을 주는 효용이 있다.
> 뇌의 안티에이징을 위해서는 사람과의 교류에 반드시 투자해야 한다.

사람과의 교류는 마음을 젊어지게 할 뿐 아니라 우울증을 예방하는 효과도 있다.

실제로 우울증에 걸리면 사람을 만나기 싫어진다. 그렇게 되기 전에 '내가 좀 우울한가보다'라는 생각이 들면 일부러 다른 사람과 만나서 대화를 하는 등 교류를 가져야 한다.

이럴 때는 이심전심인 친구나 믿을 만한 직장 동료가 가장 좋다. 기분이 울적할 때 가족 앞에서는 오히려 허세를 부리거나 아무렇지도 않은 얼굴로 내색하지 않는 사람이 꽤 많다. 하지만 마음 편한 친구 앞에서는 속내를 솔직하게 털어놓을 수 있다.

또는 당신이 아무 말 하지 않아도 그 친구는 당신의 마음속을 아는 듯 모르는 듯 평소처럼 즐거운 얼굴로 이야기하고 식사와 술을 곁들여가며 분위기를 북돋아 줄 것이다.

당신은 그 친구를 보면서 '○○는 진짜 항상 활기차단 말이야' 하고 생각할 것이다. 그러면 마음에 그림자를 드리웠던 고민이 별 것 아니라는 생각이 들면서 '나도 기운을 차려야지' 하고 자신을 격려하게 되기도 한다.

즉 다른 사람에게서 활력을 얻는 것이다. 남과 대화를 한다고 해서 고민 자체가 해결되진 않는다. 하지만 이렇게 기운을 차리면 긍정적인 사고를 할 수 있으니 고민거리를 해결하는 첫발을 떼는 셈이다. 이렇게 고마운 일이 또 어디 있겠는가.

31. 젊은 사람과 교류하라

> 사람은 은퇴하면 갑자기 십년은 늙는다고 한다.
> 이것은 긴장감 없는 생활을 하면서 점점 늙어가는 악순환에 빠지기 때문이다.
> 마음을 젊게 유지하는 환경을 찾아서 행동해야 한다.

정년퇴직을 한 지 '불과 반년 만에 몇 년은 더 늙어 보인다'는 말을 종종 듣는다. 은퇴 후에는 마음이 위축되므로 일단 노화가 시작되면 더 빨리 늙어가는 악순환에 빠지기 때문인 듯하다.

현역 시절에는 아무리 다람쥐 쳇바퀴 식의 일상을 보냈어도 긴장감이 있었을 것이다.

또 때로는 거래처 사람이나 사내 동료, 부하들과 한 잔 하러 가거나 골프를 치기도 했을 것이다. 물론 그것도 업무의 연장선이다. 하지만 그런 교류를 통해 어떤 자극을 받은 것도 사실이다.

조직에 속해 있으면 다양한 연령층의 사람과 교류할 수 있다. 나보다 나이가 어린 사람들과 접하는 것은 마음의 젊음을 유지하는 좋은 기회였다.

 일하던 시절에는 노력하지 않아도 마음을 젊게 유지하는 환경이 충분히 주어졌다. 그러나 은퇴 후에는 적극적으로 그런 환경을 찾아서 행동하지 않으면 노화를 막을 수 없다.

 예를 들면 돈을 좀 들여서 차림새에 신경을 쓰면 훨씬 젊어 보인다. 젊어 보이는 외모를 보고 자신감이 생기면 집밖으로 나가고 싶어지고 적극적으로 변한다. 그때 되도록 예상 밖의 일이 일어날만한 행동을 해야 한다. 이런 식으로 전두엽을 자극하면 노화의 악순환을 끊고 젊음을 향한 선순환이 형성될 것이다.

32. 협동성을 중요하게
생각하지 않는다

 협동성을 중요시한 나머지 앙금이 쌓인 마음으로 사람을 대하다 보면 뇌는 욕구불만에 빠진다.
사람을 만나기가 번거로워지기 전에 할 일을 알아보자.

직장생활을 오래 하다 보면 인간관계에서 협동성이 필수라고 생각하게 된다. 특히 관리직이나 팀장이라는 위치에 오르면 부하직원을 평가하는 요소로 협동성이 무척 중요하지 않을까?

꼭 직장생활이 아니라도 나이가 들수록 자기주장을 관철하기보다는 주변 분위기를 알아차리고 맞춰주는 것이 오히려 편하게 느껴진다. 그 편이 문제가 일어나지 않기 때문이다.

하지만 그렇게 했을 때 당신은 진심으로 만족할까? 뇌는 만족해 할까?

협동성을 중요시해서 '나만 참으면 잘 되겠지', '내 의견은 최대한 말하지 말자'고 결심하지만 마음속에서는 왠지 찜

찜하고 답답한 감정이 남지 않을까? 그런 감정이 쌓이고 쌓이면 뇌는 욕구불만에 빠진다.

지나치게 주위 분위기를 신경 쓰거나 다른 사람에게 맞춰야 한다고 생각하면 다른 사람과 함께 있는 것이 즐겁기는커녕 귀찮아진다. 사람과의 교류가 뇌의 안티에이징에 필수인 점을 생각하면 다른 사람과의 교류가 번거로워질 정도로 협동성을 신경 쓰는 것은 다시 생각해 봐야 한다. 차라리 '협동성이 없으면 어때' 하고 적당히 자기 주장도 하면서 사람들과 잘 지내는 방법을 체득하는 것이 현명하다.

34. 반골기질을 가진다

 반골기질이 강한 사람은 치매에 걸릴 틈이 없을 정도로 뇌가 빠르게 회전한다.
정보와 지식을 그대로 믿지 말고 의문을 던지며 본질을 확인해서 세상을 활성화하는 데 공헌하자!

오래된 와인이 풍성하고 부드러운 맛으로 변하듯이 나이를 먹으면 모난 성격이 점차 둥글어지기 마련이다. 그런데 개중에는 아무리 나이가 들어도 둥글둥글해지지 않는 사람이 있다.

자신의 신념을 갖고 권위에 굴하지 않으며 세상의 풍조에 당당하게 맞서는 '반골기질'이 강한 사람. 남들이 완고하다고 말하건 '그 나이에 창피하지 않냐'고 생각하건 전혀 상관하지 않는 사람. 하지만 이런 사람은 '욕 먹으면 오래 산다'는 말처럼 대체로 장수한다.

반골기질은 지적 투쟁심 또는 투쟁 본능으로 바꿔 말할 수도 있겠다. 이 기질이 강한 사람들 상당수는 치매와 전혀 인연이 없는 삶을 산다.

평소에 보고 듣는 정보와 지식을 그대로 받아들이지 않고 '이게 정말일까? 이게 맞는 말일까?' 하고 다른 관점에서 의문을 던지고 보통 사람이 흘려듣거나 보는 것들도 그 본질을 확인한다.

이런 사람은 언제나 뇌가 초고속으로 회전하기 때문에 치매에 걸릴 틈이 없다.

좋은 게 좋은 거라고 무조건 둥글둥글하게 살지 않고 투지에 가득한 '반골 할아버지와 할머니'는 아무리 나이를 먹어도 젊게 살 뿐 아니라 이 세상을 활성화하는 데도 크게 공헌한다. 여러분도 그런 할아버지, 할머니가 되겠다는 목표를 세워 보자.

35. 적극적으로 토론한다

 토론을 하려면 '사물을 상기하는 힘'과 '출력'을 총동원해서 예측하지 못한 전개에도 그때그때 알맞게 대처해야 한다.
즉 토론에는 뇌의 종합 유지보수 효과가 있다.
어린애 같은 짓이라고 회피하는 것은 실은 노화가 시작되었다는 신호다.

젊었을 때는 친구나 직장 동료, 때로는 선배나 상사를 상대로 사소한 일로 열띤 토론을 벌이기 일쑤였다. 그런데 마흔이 넘자 '이 나이에 어린애같이 귀찮게 뭐하는 거지?' 라는 생각이 든다. 그러면 나도 이제 철이 들었다고 생각할 것이다.

그러나 이것은 철이 든 게 아니라 뇌에 노화가 시작되었다는 신호일 수도 있다.

토론을 하려면 지식과 정보, 경험을 끌어내어 그 내용을 논리적으로 피력해야 한다. 또 예측할 수 없는 상대방의 반응이나 그 뒤에 일이 돌아가는 상황에도 그때그때 지식·정보·경험을 바탕으로 논리적으로 받아쳐야 한다.

즉 머릿속의 기억을 끄집어내는 '상기력'과 '출력'을 총동원하여 순발력 있게 받아치지 않으면 토론을 할 수 없다. 이렇게 토론은 뇌의 종합 유지보수 역할을 한다. 그런데 토론이 귀찮아진 것은 감정이 노화해서 가슴이 뜨거워지지 않기 때문이다. 또 전두엽 기능이 저하되어 상기력과 출력이 약화되었거나 예측할 수 없는 일에 그때그때 대처하는 순발력이 없어졌기 때문이다.

다시 말해 뇌가 노화하는 중이라는 말이다. 각자의 의견을 주거니 받거니 하는 분위기가 되어도 '이 나이에 그렇게 유치한 짓은 관두자'고 한 발 빼는 것은 노화가 시작된 뇌의 변명에 지나지 않는다. 그런 식으로 계속 도망치기만 하면 뇌를 강화할 좋은 기회를 놓치는 것이나 마찬가지다.

36. 좋은 게 좋다는 사고방식을 버려라

> 좋은 게 좋다는 사고방식은 뇌의 노화를 촉진하지만
> 토론은 뇌의 젊음을 촉진한다.
> 하지만 만나는 모든 사람과 토론을 할 수는 없는 노릇.
> 최상의 토론 상대는?

업무상 회의를 하다가 불가피하게 논쟁을 하게 되면 모를까 그게 아니라면 대개는 '아, 됐어, 됐어.', '이러다가 서먹해지겠어.' 하고 좋은 게 좋다는 사고방식으로 마무리하지 않을까?

이런 일은 직장에서만 일어나는 일은 아니다. 학생 시절에는 별것도 아닌 일로 논쟁이 붙어서 밤새 술을 마시며 열띤 토론을 벌인 친구와도 지금은 '너나 나나 이제 나이를 먹었지' 하고 얌전히 술잔을 기울인다. 하지만 이건 좀 안타까운 일이다.

그런데 토론이 뇌에 주는 이점이 크고 '에이, 괜찮아'라는 좋은 게 좋다는 사고방식이 노화를 촉진한다는 것을 알고 있어도 회사, 동네, 가족 등 만나는 모든 사람과 토론을 하자고 할 수는 없는 노릇이다.

하지만 예전부터 속내를 털어놓고 이야기해 온 친구라면 아무리 나이를 먹어도 솔직하게 토론해서 서먹해질 일은 없을 것이다. 오히려 그리운 청춘시절의 그리움을 떠올리며 '우리 옛날 그대로네. 아직 젊구먼.' 하고 기뻐지지 않을까? 그 기쁨으로 인해 뇌는 당연히 더 건강해진다.

37. 일을 적극적으로 맡는다

 논의를 하다가 결국 그럼 네가 하라는 말을 들었다면 즉시
"그래, 내가 할게"하고 선뜻 받아들이자.
실행력이 뇌의 젊음을 지켜준다.

35항에서 토론을 귀찮아하고 회피하는 이유를 알아봤다. 그런데 여기 또 한 가지 이유를 추가할 수 있다.

내 의견이나 생각을 말했더니 논쟁이 되었다가 결국 그럼 네가 해보라는 말을 듣고 하기 싫은 역할을 하거나 일을 떠맡을 수도 있기 때문이다. 그런 사태가 싫어서 '지금은 잠자코 저 사람이 하자는 대로 하지 뭐' 하고 아무 말도 하지 않고 좋은 게 좋다는 사고방식으로 일관한다. 이런 사람을 두고 처세에 능하다고도 한다.

그러나 이렇게 처세에 능한 사람을 기다리는 것은 뇌의 노화다.

"그럼 네가 해봐."

이 말은 당신을 젊게 살도록 해 주는 하늘의 뜻이라고 생각해야 한다. 이것은 귀중한 기회라고 생각하자. 행동이 마음을 규정하고 행동함으로써 뇌가 자극을 받아 마음이 젊어지기 때문이다.

의견을 말해 보고 옥신각신하다가 "그럼 네가 해"라는 말을 들었다면 "그래. 내가 할게!" 라고 말하자. 일을 선뜻 받아들이는 실행력이 있는 사람의 뇌는 아무리 시간이 지나도 늙지 않는다. 즉 뇌의 젊음은 실행력과 비례한다.

38. 욕구에 제동을 걸지 않는다

 어떤 것을 원하게 되어도 '하지만…' 하고 그런 욕구에 계속 제동을 거는 것은 새로운 세계를 향한 문을 닫아버리는 행위다.

외출을 했는데 마음에 드는 물건이 눈에 띌 때가 있다. 그러면 사람들은 대개 3가지 반응을 보인다. 그 물건을 그 자리에서 바로 사거나 살까말까 망설이다 사거나 실컷 망설이다가 결국 안 사거나 이 셋 중 하나다. 물론 같은 사람도 상품 가격에 따라서 행동 유형이 달라질 수는 있다. 여기서는 값은 좀 나가지만 지금까지 한 번도 사지 못한 아주 멋진 옷이라고 가정하자.

당신은 그 옷을 본 순간, '갖고 싶다'고 생각한다. 그러다가 가격표를 보고는 '그런데 비싸네' 하고 생각한다. 그 다음에는 '이 옷을 입고 몇 번이나 외출하겠어', '옷이 몸에 딱 붙는 스타일이어서 조금 있으면 못 입게 될지도 몰라' 하고 마음에 제동을 걸 수도 있다.

그 옷을 사지 않고 집에 돌아가면 '그 옷을 샀다면 그때부터 경험했을 새로운 세계'를 아예 보지 못할 것이다. 그 옷을 입으면 평소에는 기가 죽어서 엄두도 내지 못한 곳에 가보려는 마음이 들 수도 있다. 그러면 새로운 자극을 접하게 되어 전두엽이 기뻐할 수도 있다. 하지만 그 옷을 사지 않으면 전두엽이 기뻐할 기회를 놓치게 된다.

욕구에 제동을 걸면 호기심에도 제동이 걸린다. 그렇게 하면 뇌에는 욕구불만이 쌓여서 노화를 향한 액셀을 밟게 될 수도 있다.

39. 40대에 원하는 것은 가져라

 사람은 나이가 들면서 취향이 좀 변하지만 40대쯤 되면 대체로 취향이 정해진다.
아무리 나이가 들어도 40대에 원했던 것을 가지면 뇌가 행복해지고 젊음이 함께 따라온다.

욕구에 제동을 걸지 말라고 하면 많은 사람은 그래도 충동구매를 할 순 없다고 말한다. 어떤 의미로는 그 말도 정답이다. 당시에는 갖고 싶어도 시간이 지나면 그 마음이 사그라지거나 잊어버리기도 하기 때문이다.

그런 경우는 아마도 '정말로 갖고 싶은 것'은 아니었을 것이다. 정말 갖고 싶은 것은 시간이 지나거나 일시적으로 잊어버린다 해도 다시 갖고 싶어지기 때문이다.

또, 사람의 취향은 한평생 살면서 변한다. 그러다가 개인차는 있어도 대체로 40대쯤 되면 어느 정도 취향이 정해진다. 그러므로 40대쯤에 '갖고 싶거나 하고 싶은 것'은 60대가 되어도 여전히 갖고 싶고 하고 싶을 가능성이 높다.

한동안 잊고 있다가 친구가 어떤 것을 샀다거나 한다는 말을 들었는데 '나도 갖고 싶다' 또는 '하고 싶다'는 생각이 다시 고개를 든다면 그때는 정말 사야 할 때다.

'정말로 갖고 싶거나 하고 싶은 것'을 손에 넣거나 행동에 옮기면 뇌는 행복해진다. 50대, 60대, 70대인 사람도 '40대에 갖고 싶었거나 하고 싶었던 것'을 찾아서 가져보자. 그러면 젊음이 함께 따라올 것이다.

40. 옛날 일을 자랑하지 않는다

> '내가 옛날에는 이래 봬도…' 하고 옛날 일을 자랑하는 것은 노화가 나타났다는 뜻이다.
> 과거의 영광에 매달리면 자기만족에 빠져 진보도 발전도 없이 향상심을 잃고 전두엽을 사용하지 않게 된다.

"내가 이래 봬도 옛날에는 인기가 많았어."
"중학생이었을 때는 동네에서 손가락에 꼽히는 수재였어."
"젊었을 때는 일을 잘해서 출세 가도를 달렸었지."

이렇게 입만 떼면 '옛날에는 이랬다'고 말하는 사람이 있다. 좀 심하게 말하자면 이런 사람은 지금은 전혀 인기가 없는 '옛날엔 신동이었지만 스물이 지나자 보통 사람'이 되었고 이미 출셋길에서 벗어나 언제 책상이 치워질지 모르는 신세일 수도 있다. 또 노화가 상당히 진행된 상태다.

이렇게 옛날 자랑만 하며 근거 없는 자신감을 갖고 있는 편이 자괴감에 빠져 우울증에 걸리는 것보다는 낫다는 시각도 있다. 하지만 그래도 정도껏 해야 한다.

이렇게 툭하면 과거의 영광에 매달리는 사람은 '왕년엔 이랬지'로 만족하고 더 이상 발전적인 발상을 하지 못한다. 즉 전두엽을 사용하지 않게 된다는 말이다. 그러면 편향된 사고를 하게 되고 유연성이 사라져 점점 더 뇌가 노화하기 시작한다.

사실 옛날 자랑은 예전부터 노인의 전매특허라는 인식이 있지 않은가.

과거의 영광은 버리자. '앞으로도 얼마든지 성장하고 발전할 수 있다'는 미래를 향한 자신감을 갖고 새로운 영광을 추구하면 마음도 젊어질 것이다.

41. 편식하지 말고
   닥치는 대로 읽어라

 같은 장르, 같은 저자가 쓴 책만 읽는 것은 뇌가 노화하기 시작했다는 증거다.
편하게 읽을 수 있는 책만 읽다 보면 뇌는 푹 퍼진 상태가 된다.

예전에는 다양한 장르와 다양한 작가의 책을 읽었는데 어느덧 취향이 정해져 같은 장르와 작가의 책만 읽게 되는 경우가 있다.

뇌는 노화하면 자신이 대하기 편하고 쉬운 것만 선택하려고 한다. 즉 새로운 세상이나 사물과 마주하는 데 소극적이 된다.

물론 같은 작가의 책이라도 책마다 내용이 다르다.

하지만 그 책 내용의 기저에 있는 저자의 방향성이나 문체에 익숙해져 있고 이야기 전개 방식도 어느 정도 예상이 되기 때문에 편한 마음으로 읽어나갈 수 있다. 마치 여러 방송사에서 만들어져 세부 내용은 달라도 전체 줄거리는 이미 아는 사극처럼 말이다.

    계속 그런 식으로 독서를 하면 뇌는 미지근한 물에 잠겨서 푹 퍼진 상태가 된다.

    독서라는 행위 자체가 뇌에 자극을 주니까 그렇게 눈을 모로 뜨고 비판하지 않아도 되지 않느냐고 생각할 수도 있다. 하지만 마음 편하게 읽을 수 있는 책만 읽으면 실제로 뇌는 아무 자극도 받지 못한다.

    뇌의 노화를 방지하는 방법으로서 독서를 활용한다면 같은 장르나 같은 저자가 쓴 책만 읽기보다 장르와 저자를 가리지 않고 닥치는 대로 읽는 방식을 권한다.

42. '요즘 젊은 사람은…' 이라고 말하지 않는다

> 젊었을 때 '요즘 젊은 사람은…' 이라는 말을 듣고 '흥!, 이래서 노인은…' 하고 반발했던 자신을 잊었습니까?

전쟁을 모르는 젊은 세대와 전쟁을 겪은 세대로부터 함께 별난 세대 취급을 받으며 살아온 일본의 단카이 세대[06]도 지금은 60대 후반이 되었다. 젊은 시절에 그렇게 반발했던 "요즘 젊은 사람은 말이야.", "우리가 젊었을 때는 말이야."라는 말을 지금은 자기가 하고 있진 않은가?

하지만 이 말은 앞으로 금기어로 정해야 한다.

---

[06] 단카이 세대(團塊世代) : 제2차 세계대전이 끝난 후인 1947년에서 1949년 사이에 태어난 일본의 베이비 붐 세대로 약 800만 명에 달한다. 단카이(덩어리라는 뜻)라는 명칭은 1976년 경제평론가 사카이야 다이치(堺屋太一)가 『단카이의 세대』라는 소설에서 사용한 단어로, 흙덩이처럼 뭉쳐져 사회 전반에 새로운 현상을 일으키고 영향을 미친다는 뜻이다. 이들 세대는 급격한 인구 증가로 인해 진학·취업·혼인·주택 문제 등으로 심각한 경쟁을 벌였고 이로 인해 일본의 고도 경제성장의 원동력이 됐다.

"요즘 젊은 사람은 말이야."라고 말하기만 해도 마음과 뇌가 서서히 늙어가기 때문이다.

이 말에는 젊은이와 자신은 서로 다른 토대에 있다는 감각이 깔려 있다. 하지만 그것은 자신이 늙어간다는 초조함과 자신감 상실의 반증이다.

실제로 활기차고 외모도 젊어 보이는 사람을 보면 '요즘 젊은 사람은 말이야'라는 발상을 하지 않는다. 젊은 사람과 대화하거나 한 잔하러 가면 피곤하다고 하지도 않는다. 그래서 권위의식을 갖지 않고 젊은 사람들과 함께 이야기하고 교류할 수 있는 것이다.

이처럼 평소에 젊은 사람들과 접점을 가지려고 의식적으로 노력하면 마음과 뇌, 육체가 동시에 젊어질 수 있다.

43. 칭찬을 좋게 받아들인다

 칭찬을 좋게 받아들이지 못하는 것은 전두엽 기능이 저하되어 감정이 노화하고 있기 때문이다.
모든 일을 나쁜 쪽으로 해석하는 감정과 버릇을 고치자.

다른 사람이 당신을 칭찬했는데 '흠, 속으론 그렇게 생각하지 않으면서…….'라고 꼬아서 생각한다면 그것은 감정이 노화하고 있다는 증거다.

나이 먹을 대로 먹은 성인이라면 그 사람이 입에 발린 소리를 했는지 진심으로 칭찬했는지 충분히 구분할 수 있을 것이다.

그런데도 항상 부정적인 태도로 받아들이는 것은 전두엽의 기능이 쇠퇴해서 판단력이 흐려지고 감정도 쇠퇴해 활발하게 반응하지 않기 때문이다.

이런 사람은 만사를 나쁜 쪽으로 해석한다.

그러면 점점 마음이 위축되어 감정 노화에 박차가 걸린다.

사고방식도 한쪽으로 치우쳐져 유연한 사고를 하지 못하게 된다.

그러나 사물을 어떻게 받아들이느냐는 어떤 의미에서 습관이자 버릇이기도 하므로 의식적으로 바꾸려고 노력하면 쉽지는 않지만 가능하다.

칭찬을 받으면 연기라도 좋으니 순순히 기뻐하는 반응을 보이자.

어떤 일이든 지속적으로 하면 습관이 된다.

칭찬을 좋게 받아들이는 이 새로운 습관이 얼마 뒤에는 마음속에 가라앉은 침전물을 건져줄 것이다.

44. 일이 잘 안 될 때는 깨끗이 접고 초기화한다

 뭘 해도 잘 되지 않는다.
그럴 때는 깨끗이 접고 머리와 기분을 전환해 다른 일을 시작하자.
초기화하는 습관을 들이는 것이 중요하다.

뭘 해도 잘 되지 않는다. 그 일이 즐겁지 않다. 기분이 가라앉고 자꾸 움츠러든다.

그런 기분에서 벗어나지 못해 점점 더 침울해지고 꼼짝도 못한다.

중장년층으로 접어들어 전두엽이 노화하기 시작하면 많이 나타나는 경향이다.

이럴 때는 무엇을 어떻게 해도 나쁜 방향으로 흘러간다. 일단 모든 것을 그만두고 처음으로 되돌아가지 않는 한 아무리 시간이 흘러도 상황이 호전되지 않는다.

무엇을 해도 잘 되지 않을 때는 그 일을 깨끗이 접고 머리와 기분을 전환해 다른 일을 시작하자. 자신의 새로운 도전에 제동을 걸어서 미래의 가능성을 망치지 않도록 초기화하는 습관을 들이는 것이다.

이때 섣불리 반성 따위는 하지 않도록 하자. 일이 잘 안 될 때 반성을 하면 자신이 잘못한 것만 보여서 점점 더 울적해진다.

머리와 기분을 전환하는 방법은 사람마다 다르다. 어떤 사람은 맛집에서 배터지게 먹기도 하고 어떤 사람은 좋아하는 음악을 듣는다. 산책을 하거나 쇼핑을 하는 사람도 있다. 자신에게 맞는 초기화 방법을 정해 두면 된다.

초기화한 다음에는 반드시 새로운 일에 도전하자.

초기화는 뇌가 젊어지고 소생하기 위한 전환점 역할을 한다.

45. 사소한 일은 신경 쓰지 않는다

 사소한 일인데 한번 신경이 쓰이면 그 생각밖에 안 난다.
이것은 전두엽이 노화하고 있다는 증거.
작은 일에 집착하면 큰일을 소홀히 하게 된다고 생각하고
걱정할 필요 없다고 타이르자.

'집을 나설 때 문단속을 제대로 했는지 모르겠네.'

일단 이런 생각이 들면 계속 그 생각만 나고 무엇을 해도 건성이다. 오랜만에 한 외출인데도 한없이 그 생각만 나는 것은 전두엽이 노화했다는 신호다.

또 중장년에게 많은 '닥터 쇼핑' 증상도 있다. 눈에 띄는 증상도 없는데 무슨 병이 아닌지 신경이 쓰여 병원에 찾아가서 진료를 받고 아무 이상도 없다는 말을 들었는데도 신경이 쓰여서 이 병원 저 병원을 전전하는 증상이다. 심리학용어로 말하자면 무의식 중에 싫은 일을 피하려 하는 마음이 오히려 그 일을 계속 떠올리게 하는 신체화증후군[07]이라는 증상이다.

---

[07] 신체화증후군 : 아무런 내과적 이상이 없이 다양한 신체증상을 반복적으로 호소하는 질환을 말한다. 신체화장애라고도 한다. 신체화증후군은 수년에 걸

아무튼 이렇게 사소한 일에 집착하게 되면 정작 중요한 일에 눈을 돌리지 않을 수도 있다.

사소한 일에 집착하고 끙끙거리는 부정적 사고는 뇌의 노화를 촉진한다.

사소한 일은 되도록 신경 쓰지 말자. 신경이 쓰여도 '걱정하지 않아도 된다'고 자신을 타이르자. 사실 '모처럼 외출했는데 신경이 쓰여서 서둘러 집에 왔더니 문단속이 되어 있더라'는 결말이 대부분이다.

쳐서 다양한 신체 증상을 반복적으로 호소하지만 실제 내과적으로는 아무런 이상이 없으며 신체질환이 아닌 심리적 요인이나 갈등에 의해 나타났다고 판단되는 증후군이다.

46. 근거 없는 확신의 굴레에서 벗어나라

 어떤 일을 끙끙대며 골똘히 생각하기 시작하면 점점 나쁜 쪽으로 생각하게 된다.
자칫하면 우울증에 걸릴 수도 있는 '근거 없는 확신'의 굴레에서 벗어나려면?

중장년이 되면 우울증에 취약해진다. 특히 만사 너무 심각하게 생각하는 사람이나 자신만의 고정관념이 강한 사람은 주의해야 한다.

처음에는 별거 아니었는데 골똘히 생각하는 사이에 생각이 점점 나쁜 쪽으로 부풀어 올라 수습이 안 되거나 결국에는 우울증으로 발전하는 일이 심심치 않게 일어난다.

참고로 심리학용어로는 첫 계기가 된 고정관념을 '자동사고'[08]라고 한다. 예를 들면 친족 중 암으로 사망한 사람이

---

08 자동사고 : 특정 상황에 도달하게 되면 찬찬히 생각하기도 전에 자동적으로 일순간에 떠올랐다 사라지는 생각이다.

많다고 하자. 기침만 살짝 나도 폐암일지도 모른다고 생각해 (자동사고) 집에 있는 가정의학책을 끄집어내서 열심히 읽어 보고는 역시 난 폐암이라고 '확신'하는 경우다.

그런 식으로 자동사고에 빠졌을 때는 머릿속으로 생각하던 것을 적어 보고 다른 식으로 생각할 수는 없는지 객관적으로 확인해 보자.

본인은 폐암이라고 확신해도 사실은 기관지염일 수도 있고 심한 감기일 수도 있다. 그렇게 해서 '근거 없는 확신'의 굴레에서 벗어나는 단서를 찾는 것이다.

근거 없는 확신의 굴레에 빠져 위축되어 있던 뇌도 거기서 빠져나오면 물을 빨아들이는 스펀지처럼 한껏 부풀어 오를 것이다.

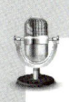

칼럼 COLUMN

80세 이후에 걸리는 인지증보다는 중장년층에 걸리는 우울증에 주의하자

85세를 넘으면 40퍼센트 이상이 경증을 포함한 인지증(치매)에 걸린다고 한다.

한편, 65세에서 70세 사이에 인지증인 사람의 비율은 1.5퍼센트 정도로 2백 명에 3명 정도다. 그런데 실은 이 연령대의 10퍼센트 정도에 인지증이 원인이 아닌 '치매' 증상이 나타난다.

이 증상은 진종일 아무것도 하지 않고 멍하니 지낸다, 말수가 적어지고 자주 울적해진다, 스스로 뭔가 하려고 하지 않고 설령 하려고 생각은 해도 실천에 옮기지 못한다, 건망증이 심해졌다, 기억력이 나빠졌다 등 의욕과 호기심, 기억력이 저하되는 형태로 나타난다. 모두 뇌의 활력이 떨어지는, 즉 뇌의 노화로 인한 증상이다.

그런데 인지증은 뇌에 걸린 병으로 현대 의학으로는 다소 진행을 늦출 수는 있어도 예방이나 치료가 거의 불가능하다. 어떤 의미로는 불가항력이라고 생각하고 받아들일 수밖에 없다.

그러나 인지증에 기인하지 않은 치매, 즉 뇌의 노화를 예방할 수는 있다. 그 예방법은 말할 것도 없이 이 책의 주제인 '뇌의 전두엽을 강화하는' 것이다.

위에서 말했듯이 70대에는 병(인지증)에 걸리지 않았는데도 치매 상태가 되는 사람이 실제로 인지증에 걸리는 사람보다 훨씬 많다. 그렇다면 현 상황에서는 미래의 피할 수 없는 인지증을 두려워하기 전에 치매 예방에 힘써야 노후를 잘 보낼 수 있다.

여기서 또 하나 주의할 점은 중장년층의 우울증, 특히 60대 후반부터 걸리는 노인성 우울증이다. 치매는 우울증이 원인인 경우도 적지 않기 때문이다.

그만큼 우울증은 뇌에 엄청난 타격을 준다. 동시에 우울증으로 인해 뇌가 타격을 받을수록 그만큼 뇌의 노화도 빨리 진행된다. 그리고 뇌의 노화가 진행될수록 훗날 인지증에 걸릴 가능성이 높아진다.

또 우울증까지는 아니지만 은퇴 후에는 할 일이 없어지고 인간관계도 소원해지는 경향이 있다. 그러면 외부 자극이 없어질 뿐 아니라 불안함과 외로움이 증폭되어 기력과 의욕이 떨어지기도 하는데 이것도 뇌의 노화를 단숨에 촉진한다.

미래에 걸릴 인지증보다 먼저 눈앞에 닥친 치매나 우울증을 방지하는 데 힘써야 한다. 전두엽을 강화하고 때로는 다른 사람과 만나서 그 사람에게 활기찬 기운을 받는 생활을 하도록 노력하자.

47. 타인이 단정하는 말에는 '태클'을 걸어라

 남이 하는 말에 쉽게 납득하지 않고 일단 의문을 가지는 것이 중요하다.
그 다음에 '아니라면' 무엇이 어떻게 아닌지 자신의 언어로 표현한다(태클을 건다).

텔레비전 예능 프로그램을 보면 출연자 한 명이 어떤 주장을 하면 다른 출연자도 입을 맞춰 '그래, 그래' 하고 맞장구친다. 그런 프로그램을 보는 시청자의 반응은 어떤가 하면 역시 '그래, 그래'에 말려들어가고 끝난다.

그래서는 전두엽의 기능이 점점 떨어진다고 28항에서도 말했다. 예능 방송뿐 아니라 '이건 이렇다'고 단정짓는 사람에게는 곧바로 '태클'을 걸자. 이것은 전두엽을 강화하는 좋은 훈련이다.

태클을 걸려면 다른 사람의 말을 그대로 믿고 남에게 전하기 전에 일단 '그게 정말인지' 생각해야 한다. 이때가 전두엽이 등장할 차례다.

그 말이 이치에 맞는지 곰곰이 생각했더니 그건 아니라는 결론이 나기도 할 것이다. 그때 텔레비전을 향해 "그건 아니잖아!" 하고 버럭 소리 지르고 끝내도 괜찮지만 이왕이면 여기서 한걸음 더 나아가 보자.

'왜 어떻게 아닌가', '사실은 뭘까'를 자신의 언어로 논리적으로 표현해 보자. 이것이 바로 '출력'이다. 이때 전두엽은 전속력으로 회전할 준비를 한다.

태클은 반론이 아니라 의식적으로 깊이 생각하는 것에 의의가 있다.

그러니 속으로라도 의문을 갖고 질문을 던지자. 이것이 중요하다.

48. 정설·상식·전통을 의심하라

 나이를 먹을수록 보수적으로 변하고 사고가 노화한다.
이를 방지하려면 정설이나 상식, 전통을 의심하는 버릇을 들여야 한다.
의심하는 능력은 변화에 대처하는 능력의 기본이 되는 사고 습관이다.

일본인은 보통 의심을 잘 하지 않고 의심하는 것에 부정적인 인식을 갖고 있다. 그래서 의심을 잘하는 사람은 '시의심(猜疑心)이 강하다'며 경원 당한다.

그래서인지 정설이나 상식, 전통이라고 하면 그대로 믿고 따르는 것을 미덕으로 여기는 경향이 있다.

나이를 먹을수록 이런 경향이 강해지고 보수적이 되기 쉽다. 그러므로 의식적으로 정설이나 상식, 전통에 '회의적이 되는' 것이 사고의 노화를 방지하는 데 효과적이다.

또 실제로 어떤 일을 의심하고 조사해 보면 상식인 줄 알았는데 실은 상식이 아니거나 오래전에 생긴 역사적 전통이라고 생각했는데 실은 별로 오래되지 않은 풍습이었다는 사실을 발견하기도 한다.

예를 들면 일본의 상식·전통으로 여겨지는 새로운 일왕이 즉위하면 연호를 새로 정하는 일세일원제[09]는 겨우 1868년 메이지시대 이후에 채택된 제도이고 만세일계[10]에 근거한 일왕제를 실시했다고 하지만 여왕이 재위한 시대도 있다. 이렇게 상식은 시대의 흐름 속에서 변천을 거듭해 왔음을 알 수 있다.

이렇게 보면 새삼 변화에 대처하는 능력이 중요하다는 것을 알 수 있다. 사고의 유연성과 전두엽의 젊음을 유지하기 위해서라도 '의심하는 능력'은 꼭 필요하다.

---

09 일세일원제(一世一元制) : 한 군주가 재위 중에 하나의 연호만을 사용하는 것을 이르는 말이다. 일본은 무쓰히토 일왕이 1868년에 왕정복고를 하여 연호를 메이지로 개원하고 일세일원제를 채택해 천황의 연호로 연도를 표기하게 되었다.
10 만세일계(萬世一系) : 고대부터 지금까지 2600년 넘게 일왕가의 혈통이 단 한 번도 단절된 적 없이 하나로 이어졌다고 주장하는 견해로, 1800년대 말 메이지(明治) 정권의 권력장악 수단으로 이용됐다. 근래에 들어서는 현실적인 사료나 기록 등의 연구를 통해 매우 허술한 주장임이 드러났지만 천황에 대한 논란을 금기시하는 일본 내에서는 본격적으로 의제화되지 않았다.

49. '그렇구나 사고'보다는 '그럴지도 몰라 사고'를 한다

> '맞아', '그렇구나' 하고 납득하지 말고 '아니야, 이럴지도 몰라', '저럴지도 몰라' 하면서 '그럴지도 몰라 사고'를 하면 풍부한 아이디어 발상과 폭넓은 사고를 할 수 있다.

사람의 의견이나 발언에 순순히 '맞아', '그렇구나' 하고 납득하는 '그렇구나 사고'는 사고의 노화를 촉진시킨다. 이 '그렇구나 사고'에서 탈피하기 위해 47항에서 나오는 대로 태클을 걸려고 했지만 입 밖에 잘 나오지 않는 경우도 있을 것이다.

사실 '1+1은 2다'라는 말을 듣고 '아니, 그건 3이야' 하고 말하긴 쉽지 않다.

그럴 때는 '그럴지도 몰라 사고'가 도움이 된다.

'1+1은 2다'라는 명제를 놓고 '1+1이 2가 되지 않는 경우가 있을지도 몰라', '1+1이 4가 되는 경우가 있을지도 몰라'라고 말할 수는 있을 것이다.

또 '금년에는 코스피 지수가 2100까지 오를 것이다'라고 증권사 애널리스트가 예측했다고 하자. 말도 안 되는 소리라고 일축하지 않고 '기껏해야 2050까지겠지', '아냐. 확 떨어져서 2000선이 무너질지도 몰라'라는 식으로 '~일지도 몰라' 하고 생각할 수도 있다. 이 방법은 한 가지 생각이 아니라 다양한 아이디어를 낼 수 있는 이점도 있다.

다시 말해 '그럴지도 몰라 사고'는 사고의 폭을 넓히는 효과가 있다.

많은 아이디어를 내는 행위는 전두엽을 강화하는 좋은 훈련이 된다.

50. '열 받는' 책을 읽어서 뇌를 자극하라

나와는 정반대의, 도저히 용납할 수 없는 의견을 개진하는 책을 읽어 보자.
그 책에 참신하고 생각지 못한 발견이나 놀라움이 있을 수도 있다.
열 받아서 기분 나쁘겠지만 뇌에는 좋은 자극을 준다.

41항에서 마음 놓고 읽을 수 있는 자신이 좋아하는 작가의 책만 읽지 말라고 권했다. 여기서는 한발 더 나아가 자신의 주의(主義)와 반대되는 '열 받는' 책을 읽으라고 권하고 싶다.

예를 들면 당신이 진보 성향이라면 보수층이 대상인 잡지를, 반대로 보수 성향이라면 진보층이 대상인 잡지를 읽어 보는 것이다.

자신의 생각과 다른 방침이나 사상을 접하면 자기도 모르게 '흥, 어차피 만날 하는 그 소리겠지' 하고 덮어놓고 반발하기 쉽지만 억지로라도 내용을 찬찬히 읽어 보자. '이렇게 생각할 수도 있겠구나' 하고 의외의 발견을 하거나 놀랄지도 모른다. 그 생각에 찬성할 수는 없겠지만 적어도 시야를 넓히고 사고를 유연하게 하는 효과가 있다.

그런 이점이 있다는 건 인정하지만 그래도 열 받는 건 열 받는 거라는 사람도 있을 것이다. 이런 사람은 47항에 나오는 태클을 거는 실전 연습을 할 수 있는 기회라고 생각하자. 자신의 평소 생각과 정반대인 생각에 태클을 거는 것이니 수월하게 반론할 수 있을 것이다.

물론 너무 열 받아서 도저히 불가능하다면 억지로 권하진 않겠다. 하지만 자신과 정반대의 의견을 마주하는 것은 많은 에너지가 필요한 행위다. 그리고 그것이 뇌에 좋은 자극을 준다.

51. '권위주의'와 '특정인에 대한 맹목적 신뢰'를 조심한다

> '누구누구가 그렇게 말했어'라는 수식어에 의지하는 것은 전두엽 기능이 저하되거나 사고의 노화로 사고가 정지되어 애매함에 기대고 싶기 때문이다.

어떤 의견을 낼 때 "그 유명한 누구누구도 그렇게 말했어."라는 수식어를 일일이 붙여야 직성이 풀리는 사람이 있다. 그때 '누구누구'는 유명한 사람이거나 그 분야의 권위자이지 유명하지 않은 일반인이나 자신을 예로 들진 않는다.

이런 사람은 전두엽의 기능이 저하되고 사고가 노화하는 중이라고 생각하면 된다.

또한 '그 유명한 누구누구도 그렇게 말했어', '문헌에 그렇게 쓰여 있어'라는 단서가 붙어야 신빙성이 있다고 생각하거나 단서가 없으면 무시하는 사람도 노화가 진행되는 중이다.

젊은 시절부터 그런 사람도 있지만 일반적으로는 나이를 먹을수록 유명인 등 권위를 내세우는 '권위주의'가 강해진다. 또 '그 사람이 그렇게 말하니까 맞겠지' 하고 내용과 상관없이 시시비비를 판단하는 '특정인에 대한 맹목적 신뢰'에 빠지기도 쉽다.

권위주의에 기대거나 어떤 사람을 맹목적으로 신뢰하면 사고가 점점 더 자주 정지되어 새로운 사고나 발상을 할 수 없게 된다. 그 결과 하나의 과제에 하나의 답밖에 내지 못하거나 별 생각 없이 쉽게 단정 짓게 된다. 이렇게 되면 언덕에서 굴러떨어지듯이 점점 빠른 속도로 사고의 노화가 진행된다.

권위주의에 기대거나 특정인을 맹목적으로 신뢰하는 증상은 조기에 발견해 빨리 손을 써야 한다.

52. 별 것 아닌 거라도 좋으니 취미를 가져라

 연령이나 자신의 지위, 입장과 상관없이 자신이 좋아하거나 재미있는 것이라면 뭐든지 취미가 될 수 있다. '흥미를 가지는' 사고 자체가 중요하다.

하루하루가 너무 바빠서 취미에 할애할 시간이 없거나 특별히 이렇다 할 취미가 없는 사람들이 있다.

"취미가 있는 사람은 우울증에 걸릴 확률이 낮아요."

"은퇴 후에 취미가 없으면 빨리 늙어요."

그런 사람에게 이렇게 취미를 가지라고 권한들 보통은 "그럼 나도 취미를 가져 볼까?"라고 바로 반응하진 않는다.

특히 취미는 예술작품 감상처럼 고상해야 모양새가 좋다고 생각하거나 대체 무엇을 취미로 삼으면 좋을지 모르는 사람은 더 그렇다.

하지만 취미란 원래 자신이 좋아하거나 재미있는 것이면 뭐든지 그 대상이 될 수 있다. 나이에 상관없이 그저 좋아하기만 하면 되는 것이다.

　어릴 때 열중했던 미니카 수집을 40대, 50대, 아니 60대에 다시 취미로 삼아도 전혀 문제되지 않는다. 별 세 개 달린 레스토랑이 아니라 맛있는 라면가게를 찾아다니는 것도 훌륭한 취미생활이다.
　주간지에서 종종 나오는 '사람들이 가진 취미'에 관한 기사를 보면 셀 수 없이 다양한 취미가 나온다. 그중에는 19금 책의 역사를 유별나게 잘 아는 문학가도 있고 옆에서 보기에 눈살을 찌푸리게 되는 것이나, 별 것도 아닌 것을 취미로 삼는 예술가도 의외로 꽤 있다.
　다양한 것에 흥미를 느끼는 사람은 나이에 비해 젊어 보이는 사람이 많다. 요컨대 어떤 일에 흥미와 호기심을 가지는 것 자체가 중요하다는 말이다.

53. 쓸데없는 지식을 쌓아라

> 모르는 말이 나오면 바로 뜻을 찾아보자.
> 인터넷을 이용하면 말의 의미뿐 아니라 고구마 줄기처럼 줄줄이 새로운 지식과 정보를 접할 수 있다.
> 쓸데없는 지식도 쌓이면 폭넓은 발상과 아이디어를 떠올릴 수 있다.

대부분의 사람은 책이나 신문을 읽다가 모르는 말이 튀어나왔을 때 그 말의 정확한 의미를 몰라도 앞뒤 문맥을 고려해 웬만큼 이해할 수 있으면 굳이 사전을 펼쳐서 확인하지 않고 그냥 넘어간다.

이런 습관을 바꿔서 모르는 말이 나오면 바로 뜻을 찾아보는 습관을 들이기만 해도 뇌에는 일석이조, 아니 일석삼조의 효과가 나타난다.

지금은 무겁고 깨알 같은 글씨로 가득한 사전을 펼치지 않고도 인터넷의 검색 기능을 이용하면 얼마든지 그 자리에서 '답'을 찾을 수 있다.

더구나 인터넷 사이트에 첨부된 링크를 클릭하기만 해도 그 말의 의미뿐 아니라 다양한 주변지식이나 정보를 폭넓고 자세하게 알 수 있다.

한 단어를 검색하다가 고구마 줄기처럼 줄줄이 새로운 지식이 나오는 것. 이것은 인터넷 시대에서만 경험할 수 있는 '전두엽 자극법'이기도 하다.

물론 지식이 풍부하다고 해서 뛰어난 사고를 하는 것은 아니다. 그러나 지식의 폭이 좁으면 사고의 폭도 넓어지지 않는다. 호기심을 갖고 별 것 아닌 것에도 흥미진진하게 '쓸데없는 지식'을 하나하나 축적하면 풍부한 발상과 아이디어가 나올 것이다.

54. 문득 떠오른 생각이나 가설을 중요하게 여긴다

> 우리 사회에는 실용성이나 확실성을 중요시하지만 노벨상을 수상한 발견이나 발명은 원래 불확실한 가설에서 출발했다.
> 근거 없고 증명되지 않은 발상이나 가설을 입 밖으로 표현하는 것이 중요하다.

"아무 근거 없이 떠오른 생각 말고 확실한 것만 말해."

회사의 기획 회의에서 엉뚱한 아이디어를 냈다가 그런 질책을 받는 경우가 있다. 특히 일본에서는 직장뿐 아니라 학계에서도 실용화나 가설 증명을 중요시하는 편이다.

반면 세계의 사례를 보면 기발한 발상이나 가설을 더 가치 있게 평가한다. 실제로 노벨상 수상도 '실용화된 무엇'보다는 '새로운 가설'에 주어지는 경우가 많다.

또 '수학 올림피아드에서 우승한 사람은 수학자로 대성하지 못한다.'는 말도 있는데 수학 올림피아드처럼 문제를 푸는 힘이 강해도 문제를 만드는 힘이 없으면 수학자가 될 수 없다. 다시 말해 '전두엽 사고'를 할 수 있는 사람이야말로 우수한 수학자가 된다는 뜻이다.

지금은 당연하게 여기는 수학 방정식이나 수식은 모두 가설에서 출발했다. 다시 말해 방정식과 수식은 가설 위에서 이루어진 상상력과 창의력의 산물이다.

나이를 먹어 전두엽이 쇠퇴하면 '문득 떠오른 생각'이나 '가설'이 더 이상 생각나지 않고 그 자리를 '단정'과 '권위주의'가 채우기 쉽다. 그렇게 되지 않으려면 문득 떠오른 생각과 가설을 발달시키는 훈련, 즉 전두엽을 훈련해야 한다. 또 문득 떠오른 생각과 가설을 입 밖으로 표현하는 것도 중요하다.

55. 가족과는 멀지도 가깝지도 않은 관계를 유지한다

 상식적인 삶에서 약간 벗어나 모험을 하고 싶다.
하지만 화목하고 원만한 가정을 포기할 수도 없다.
양자택일을 하지 않고 둘 다 이루려면 어떻게 해야 할까?

지금의 60대는 젊었을 때 상식이나 기존 개념에 격렬하게 반발했던 단카이 세대다. 하지만 상당수는 회사에 들어가 출세 경쟁에 부대끼면서 '상식적인 인간'으로 변했다. 그러다가 은퇴를 하자 다시 예전의 '감각'이 서서히 되살아나는 사람도 있다.

지금의 60대가 아니라도 사람들은 상식적인 삶에서 슬쩍 벗어나 모험을 하고 싶거나 위태위태한 나쁜 남자나 팜므파탈 같은 여자가 되고 싶은 소망을 갖고 있다. 그 소망은 불가능해 보이기에 더욱 커진다.

그런데 정말 불가능한 일일까?

물론 좋은 남편이자 좋은 아버지, 좋은 아내이자 좋은 어머니 역할을 하며 원만하고 화목한 가정에서 손자 손녀들에게 둘러싸여 평온한 노후를 보내는 그림을 포기할 수는 없다. 그러나 이 '원만한 생활'은 전두엽을 별로 자극하지 않기 때문에 자칫 치매에 걸릴 위험이 있다.

그렇다면 가족과 너무 멀지도 너무 가깝지도 않게 지내며 치매를 예방하는 차원에서 때로는 작은 모험을 하는 삶이 가장 좋지 않을까?

작은 모험. '어떤 모험을 해 볼까?' 하는 생각만으로도 설레지 않는가?

아직 체력이 남아 있는 동안 꼭 행동에 옮겨 보기 바란다.

56. 참지 않는다

> 전두엽은 쾌감을 느끼는 체험을 추구하며 인내심이나 절제를 강요당하면 움직임이 둔해진다.
> '참지 않는 것'은 노화를 방지하기 위한 '필요악'임을 명심하고 의식적으로 '참지 않는 생활'을 해 보자.

인내심이 강하고 성실하며 꼼꼼하다.

일본인의 민족적 특징을 말하라고 하면 대개 이런 평가를 받는다. 하지만 전두엽이라는 측면에서 보면 별로 환영할 수 없는 내용이다.

전두엽은 일반적으로 쾌감을 주는 체험에 활발하게 반응한다. 반면 인내심을 발휘해야 하거나 과도하게 절제하는 금욕적인 생활을 하면 항상 비슷하고 빤한 사고만 하고 자유로운 발상을 하지 못한다.

생각해 보면 한 세대 전만 해도 음악가나 화가, 작가 등 예술가 중에는 파멸적이고 방약무인한 생활을 하거나 파란만장한 인생을 보낸 사람이 많았다.

지금은 예술가들도 어느 정도 사회성과 시민성을 갖추지 않으면 일감을 얻지 못하는 시대가 되었다. 그래도 일반 직장인보다는 자유분방한 삶을 사는 사람이 훨씬 많다. 적어도 다람쥐 쳇바퀴 도는 생활을 하는 사람은 거의 없지 않을까?

'참는 데도 한도가 있다'는 말이 있지만, 실제로 일반인으로 살아가려면 '참지 않는 데도 한도가 있다'가 더 현실적이다. '참지 않는 것'은 전두엽을 자극하고 노화를 방지하기 위한 '필요악'이라고 생각하고 의식적으로 '참지 않는 생활'을 해 보자.

칼럼 COLUMN

리어왕은 전두측두형 인지증[11]에서 초래된 비극이다

인지증은 원인에 따라 여러 종류로 나뉜다. 크게는 알츠하이머형으로 대표되는 뇌의 변성으로 생긴 것과 혈관성 인지증처럼 뇌혈관장애로 인해 생긴 것, 그밖에 대사·내분비성으로

---

11 전두측두형 인지증 : 전두측두형 치매라고도 한다. 전두엽과 측두엽에 이상이 생겨 알츠하이머형 인지증과는 달리 성격변화와 행동장애가 먼저 나타난다. 물론 좀 더 진행되면 기억력 같은 다른 인지기능도 감소한다.

인한 것, 감염증으로 인한 것, 외상성 인지증 등이 있다.

여기서 다루는 전두측두형 인지증은 알츠하이머형과 마찬가지로 뇌의 변성에 따른 인지증의 일종이다. 인지증 환자의 약 5퍼센트가 이에 해당한다고 한다. 비율만 보면 소수지만 증상을 보면 다른 인지증보다 훨씬 골치 아프다.

전두측두형 인지증에 걸리면 뇌의 다른 부분의 기능은 유지되므로 초기에는 기억이나 언어 기능이 정상적으로 작동한다. 그러나 전두엽 기능이 현저하게 저하되어 감정과 욕구를 조절할 수 없게 된다.

예를 들면 슈퍼마켓에서 원하는 물건을 자기도 모르게 훔쳤다가 붙잡히면 그럴싸한 변명을 늘어놓거나 적반하장으로 화를 내는 등 주위사람들을 힘들게 한다.

이런 증상을 근거로 생각하면, 나는 셰익스피어의 4대 비극 중 하나인 『리어왕』의 주인공은 바로 전두측두형 인지증이었던 것은 아닐까하는 의문이 든다.

왕좌에서 물러나기로 한 고령의 리어왕에게 세 딸 중 둘은 교묘한 말로 리어왕을 찬양해 영지를 차지한다. 그러나 효심이 깊은 막내딸은 두 언니처럼 간사한 말을 하지 못해 부왕의 노여움을 사서 의절을 당한다.

하지만 그 뒤 자기 몫을 챙긴 두 딸은 아버지를 냉대한다. 몸과 마음에 상처를 입은 리어왕은 프랑스 왕비가 된 막내딸을 다시 만나게 되지만 프랑스군이 전쟁에 패해 막내딸은 살해당한다. 비탄에 찬 리어왕은 딸의 뒤를 좇아 목숨을 끊는다.

이 이야기에서 리어왕은 다른 사람의 말에 쉽게 속아 넘어가지만 한편으로는 의심이 많고 완고하며 이성을 잃고 쉽게 분노한다. 이렇게 한 면만 생각하는 사고, 감정을 조절하지 못하는 점, 병으로 인식하지 못한 채 나타나는 대담함은 전두측두형 인지증에 따른 전형적인 증상이다.

즉 리어왕의 비극은 전두측두형 인지증이 낳은 비극이라고 할 수 있다.

제4장

일상의 행동과 습관으로 젊어진다

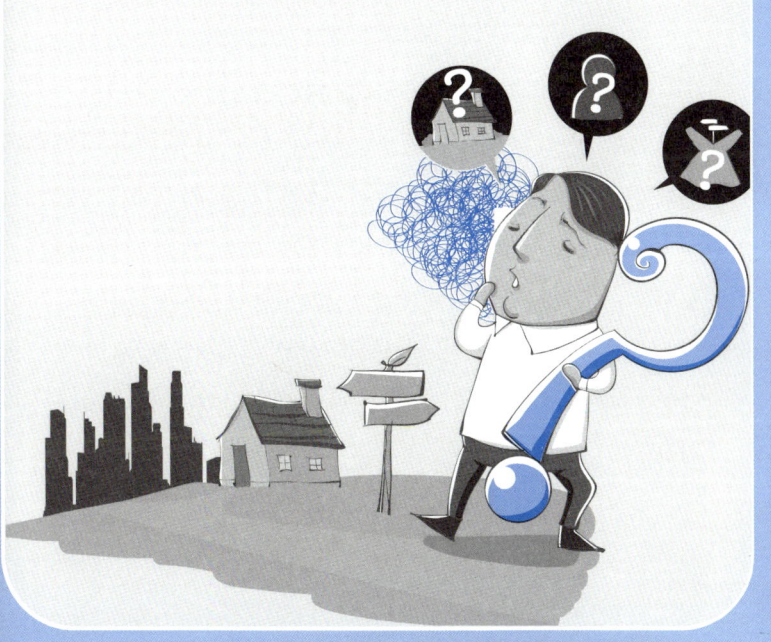

57. 보통 때와 약간 다르게 행동하라

> 일상에서 당연하게 되어 있는 것을 약간 바꿔보자.
> 평소라면, 예전이라면, 시도하려고도 생각하지 않았던 것을 한번 해 보자.
> 그렇게만 해도 전두엽이 좋아하는 '예상 밖의 일'과 만날 기회가 생긴다.

출근길의 버스에서 한 정거장 전에 내리자.

매일 점심시간에 가는 커피전문점 말고 오늘은 다른 가게에 가 보자.

항상 걷던 산책길에서 벗어나 잠깐 다른 곳을 기웃거려 보자.

이렇게 아주 소소한 변화를 일상에 던지면 그렇게 하지 않았을 때보다 '예상 밖의 일'을 만날 확률이 수십 배나 높아진다.

나는 특히 정년퇴직을 한 분들에게 '치매 예방법'으로 권하는 것이 있다. 학창시절의 친구들과 함께 이벤트를 기획

하고 자신이 총무를 맡아서 진행하는 것이다. 어떤 일을 적극적으로 완수하는 일련의 체험에는 예상 밖의 일이 의외로 많이 일어난다. 이때 전두엽은 초고속으로 돌아간다.

옛 친구들에게 연락하는 일을 맡았다가 그 친구들이 처한 생각 밖의 상황을 알고 놀랄 수도 있다. 또 일정을 짜거나 교통기관이나 숙박 시설을 예약하는 등 여러 가지 일을 하면 '설마 그럴 리가 없을텐데' 하는 일이나 사건이 뭐 하나는 있는 법이다. 여태까지 그런 역할을 맡은 적이 없는 사람이라면 의외의 일을 보고 듣는 좋은 기회가 될 것이다.

'잠깐 해 보자.'

그렇게 마음먹는 것만으로도 뇌는 젊어질 수 있다.

58. 귀찮아하지 말고 멋을 낸다

 똥배가 나오고 머리숱도 줄어들었다.
그래서 '이 나이에 무슨 멋을 내겠어.' 하고 생각했다면 부디 다시 한번 예전의 자신을 떠올려 보자.

남녀 모두 중장년이 되면 더 이상 이삼십대의 늘씬한 몸을 유지할 수 없게 되면서 멋에 관한 관심도 적어지는 경향이 있다.

멋진 옷을 봐도 '보나마나 나하곤 어울리지 않아.', '옷만 튀어 보일 거야.' 하고 고개를 돌리고 매일 판에 박힌 비슷한 차림새를 한다. 스타일링이고 뭐고 없이 '거기 걸려 있는 옷을 입는' 것이다.

물론 한때 유행한 '셔츠에 헐렁한 반바지'를 입은 사람은 이제 보이지 않지만 늘어난 스웨터나 트레이닝복을 입고 개를 산책시키는 아저씨, 자기보다 키가 커진 딸이 입던 티셔츠와 청바지에 앞치마를 걸치고 장을 보는 아주머니를 흔히 볼 수 있다.

하지만 그런 아저씨와 아주머니도 예전에는 자기만의 패션 스타일이 있었을 것이다.

'내일 데이트에는 무슨 옷을 입고 갈까?', '오늘은 예쁘게 하고 나가서 쇼핑을 즐겨야지' 하고 가슴을 두근거리며 거울 앞에서 이 옷 저 옷 다 꺼내 입던 시절도 있었을 것이다.

'이 나이에 무슨 멋을 내겠어.'

그렇게 생각했을 때야말로 그 시절의 설렘을 다시 한번 떠올려 보자. 그 두근거림을 기억해 낼 수 있느냐 아니냐. 그것이 앞으로 노화를 향한 길을 떠나게 될지 아니면 젊음을 향한 문을 열게 될지 나누는 갈림길이 된다.

59. 비싼 옷을 사라

> 일단 사면 입고 싶어진다.
> 입으면 '그 옷에 어울리는 장소'에 가고 싶어진다.
> '성인의 사치'로 감정이 젊어지고 행동반경이 넓어져 뇌가 활성화된다.

회사에 가는 평일에는 양복을 입으면 일단 합격. 휴일에는 집에 있는 아무 옷이나 걸치면 되지 뭐.

그런 생활을 오랫동안 하다보면 어느새 멋을 내려는 마음이 없어지면서 비슷비슷한 옷들이 옷장을 차지하게 된다.

이 나이에 무슨 멋을 부리겠냐고 생각한다면 다시 한번 옷장 문을 열어 보자. 그러면 '이 나이에 무슨 멋을 부리겠어.'가 아니라 '멋을 낼 만한 옷이 없어서' 멋을 내지 않게 되었음을 알게 될 수도 있다.

이 사실을 알아차렸다면 백화점이든 옷가게든 좋으니 즉시 머리끝(모자)부터 발끝(구두)까지 '바로 이거야!' 하는 패션 아이템을 사 오자. 이때 절대로 돈을 아끼면 안 된다.

'사실은 이 옷이 좋지만 저 옷이 더 싸니까 저걸 사자'는 생각은 금물이다. 주머니 사정이 허용하는 한 최대한의 사치를 즐겨라.

 이렇게 해서 마음에 딱 드는 옷을 사면 당연히 입고 싶어진다. 일단 한번 입어보면 이번에는 좋은 곳으로 나가고 싶어진다. 그러면 '젊은 시절의 설렘'이 되살아나 마음도 젊어지고 행동반경도 넓어져 미지의 자신을 만나게 될 수도 있다.

60. 사람 사귀는 데 돈을 아끼지 않는다

> 사람과의 교류와 대화는 뇌, 특히 전두엽을 자극하고 활성화시켜 쾌감을 준다.
> 뇌의 안티에이징을 위해서는 사람과의 교류에 반드시 투자해야 한다.

현역 시절에는 환영회나 송별회, 상사나 동료의 권유로 퇴근길에 한 잔으로 회포를 풀었다. 원하든 원하지 않든 그것도 업무의 연장이므로 어떤 형태로든 사람과 사귀지 않을 수 없었다. 하지만 시간은 한정되어 있고 주머니 사정도 빠듯해 아무래도 친구와의 교류는 다소 소원해졌다. 그러다가 은퇴를 맞이하자 직장과 연관된 교류마저 없어지고 다른 사람과 술잔을 기울일 기회가 거의 없어지는 사람도 많다.

그러나 현역 시절뿐 아니라 은퇴 후에도, 아니 은퇴 후일수록 더욱 '사람과의 교류'에 아낌없이 돈을 써야 한다.

그 이유를 들자면 셀 수 없이 많지만 먼저 사람과 대화하는 것 자체가 뇌에, 특히 전두엽에 자극이 된다. 사람을 만나면 그 사람과 대화를 하면서 새로운 지식이나 정보를 얻거나 또는 그 자리에서 말할 화젯거리를 찾기 위해 어디 이야깃거리가 없나 기억을 더듬게 된다. 또 상대방의 기분이나 생각도 헤아려야 한다. 이런 과정을 통해 전두엽은 쉴 새 없이 회전한다. 그리고 사람과 음식을 함께 먹으면 기분이 고양되고 자연히 마음도 젊어진다. 서로 이심전심인 사이라면 뇌는 더 강한 쾌감을 느낀다.

무엇에 돈을 쓸지는 각자의 가치관에 따라 다르지만 뇌의 안티에이징을 위해서는 사람과의 교류에 반드시 투자해야 한다.

61. 젊게 행동한다

> 어떤 것을 배우려면 '형식'부터 배워라.
> 안티에이징도 자신의 행동 유형을 바꾸는 데서 출발한다.
> 행동하는 것 자체가 마음의 젊음을 지켜준다.

일본에는 '어떤 것을 배우려면 먼저 '형식'부터 배워야 한다'는 옛말이 있다. 현대 심리학에서 봐도 인간의 마음은 '안쪽에서 솟아나는 것'이라는 예전의 생각에서 마음은 '바깥쪽에서 규정된다'는 생각으로 옮겨가고 있다.

그리고 요즘의 심리 치료는 정신분석으로 마음의 밑바닥을 탐색해 원인을 규명하는 요법이 아니라 행동을 바꾸면 마음도 바뀐다는 행동 요법이 추세다.

즉 행동이 마음을 규정한다는 것이다. 마음의 젊음을 유지하고 싶다면 행동이나 차림새, 언동, 생활습관을 포함한 행동 유형이 젊어야만 한다. 스스로 행동함으로써 마음을 젊어지게 하는 것이다.

그렇다고 젊은 시절처럼 격렬한 운동에 도전하거나 지나치게 젊게 보이려는 복장을 하라는 말은 아니다. 억지로 그렇게 하면 '결국 젊은 시절처럼 되진 않는구나' 하고 좌절해 오히려 우울해진다.

마음을 젊게 하는 행동은 무척 다양하다. 마음을 젊게 하는 행동이 구체적으로 무엇이냐보다는 무조건 행동부터 하는 것이 더 중요하다. 그 결과 자신의 행동이나 차림새, 그리고 생활 속에서 생기는 긴장과 굴곡이 마음을 젊게 하는 것이다.

62. 의무적으로 운동하지 말고 좋아하는 일을 위해 바쁘게 움직여라

> 몸에 좋은 것은 뇌에도 좋다.
> 하지만 억지로 몸을 단련할 필요는 없다.
> 좋아하는 일을 위해 바쁘게 움직이는 것, 이것이 뇌를 활기차고 젊게 만드는 최고의 운동이다.

 항상 몸과 마음이 젊은 상태로 살고 싶어서 피트니스센터에 다니거나 조깅이나 수영을 하는 등 운동이나 트레이닝을 열심히 하는 사람이 적지 않다. 그러나 몸을 단련했다고 해서 뇌를 젊게 유지할 수 있느냐 하면 그렇진 않다.

 왕년에 잘 나가던 운동선수에게도 인지증이나 치매가 찾아오기도 한다. 한편으로 옛날부터 운동을 싫어하고 운동신경도 둔해서 운동과는 인연이 없는데도 팔구십이 되어도 씩씩하게 움직이는 사람도 얼마든지 볼 수 있다.

물론 몸에 좋은 것은 뇌에도 좋고 근육에 가해진 자극은 척수에서 뇌간을 통해 대뇌 변연계에 전달되어 신피질을 자극하기 때문에 뇌가 건강해진다는 논리도 있다. 하지만 이것은 근육이 단련되면 뇌도 함께 단련된다는 뜻은 아니다.

'움직이는 것' 자체가 뇌에 자극을 주고 뇌를 활성화하는 것이다.

그렇다면 굳이 운동을 해야만 하는 것은 아니다. 쇼핑을 하러 가거나 다른 사람과 식사를 하기 위해 나가거나 콘서트에 가거나 취미 동아리에 가입하는 등 '좋아하는 일을 하기 위해' 바쁘게 움직이는 행위 자체가 뇌에 쾌적한 자극이 된다. 하기 싫은 운동을 억지로 할 때보다 좋아하는 일을 할 때 뇌는 훨씬 기운차게 움직인다.

63. 걷기 운동보다는 천천히 산책을 하라

 걷기는 다리와 허리를 단련할 뿐 아니라 심폐기능과 대사 기능을 강화하는 등 몸의 젊음을 유지하는 효과가 있다. 산책은 '뇌의 젊음'을 유지하는 추가 효과도 있다.

    몸은 다리와 허리부터 노화하기 때문에 평소부터 다리와 허리를 단련해야 한다. 그중 가장 기본적인 훈련이 바로 걷기다.

    적절한 걷기 운동은 다리와 허리뿐 아니라 심폐기능을 강화한다. 또 땀이 나서 수분 보충을 하면 신진대사 기능이 높아지고 자연히 식욕도 늘어난다.

    그래서 한때 워킹(걷기 운동)붐이 일기도 했는데 나는 오로지 걷기만하는 워킹보다는 '천천히 산책을 하라'고 권하고 싶다. 걷기 운동보다는 산책이 더 오래 지속하기 쉽고 뇌에 좋은 영향을 미치기 때문이다.

여러 가지 나무와 꽃이 피고 지는 가로수길이나 공원을 산책하면 사계절의 변화를 느낄 수 있다. 같은 장소도 아침, 점심, 저녁 언제 가느냐에 따라 풍광이 조금씩 다르다. 또 한가로이 생각을 하며 걷는 동안, 기발한 아이디어가 떠오를지도 모른다.

때로는 세련된 커피전문점이나 새로 문을 연 레스토랑에서 잠시 휴식을 취하며 새로운 '맛'을 만나 보자. 또, 서점에 들러서 새로운 책이 있는지 찾아보자.

이렇게 산책길에는 변화와 상상의 기회가 넘쳐난다. 이런 환경에서 뇌는 쾌감을 느끼며 재충전되어 젊어진다.

64. 채소 중심의 소박한 식사보다는 육식을 섭취한다

나이를 먹으면 육식을 삼가고 채소 중심의 소박한 식사를 해야 한다.
이것은 근거 없는 미신이다.
오히려 육식은 장수의 필요조건이다.
육류를 충분히 먹으면 뇌가 젊어진다.

나이를 먹으면 세로토닌을 비롯한 뇌의 신경전달물질이 감소해서 우울증의 원인이 되기도 하고 뇌의 노화를 촉진한다고 앞에서도 말했다(3항). 하지만 세로토닌의 감소를 억제하고 뇌의 노화를 방지하는 방법이 있다. 아주 간단한 방법이다.

그것은 바로 고기를 먹는 것이다. 세로토닌의 원재료는 트립토판[12]이라는 아미노산으로 주로 육류에 함유되어 있다.

---

12 트립토판 : 단백질을 구성하는 20가지 표준 아미노산 중 하나로 음식을 통해 흡수해야 한다. 편두통, 불면증, 스트레스, 불안감, 우울증을 개선하는 효과가 있다.

채소 중심으로 고기를 먹지 않고 생선만 먹는 식단으로는 트립토판을 충분히 섭취하기 어렵다.

사실 장수하고 싶으면 '육식보다 채식 중심의 소박한 식사'를 하라는 주장은 말도 안 되는 소리다. 일본 전국시대의 장수인 오다 노부나가가 '인생 50년'이라고 말했던 16세기에서 360년 가까이 지난 1945년경까지 일본인의 평균수명은 50세에도 미치지 못했다. 선진국과 비교하면 가장 단명한 나라였던 것이다. 그러다가 1947년부터 겨우 50세를 넘기고 그 뒤 폭발적인 기세로 평균수명이 늘어 지금은 세계 최장수국이 되었다. 그 배경에는 늘어난 육류 섭취가 있었다고 한다.

건강해지고 싶으면 고기를 삼가라는 것은 일본인의 4배 이상 고기를 먹는 서양인에게 해당하는 말이다. 원래 육류 섭취량이 적은 일본인은 해당하지 않는다.

건강을 생각해서 맛있는 고기 요리를 삼가다니 어리석기 짝이 없는 일이다.

65. 대사증후군이나 콜레스테롤을 신경 쓰지 않는다

> 대사증후군은 동맥경화를 일으키는 원인이다.
> 그러나 대사증후군을 신경 쓴 나머지 콜레스테롤을 완전 차단하면 다른 건강상의 문제를 일으킬 수도 있다.
> 맛있는 식사와 술은 보약이다.

내장지방이 쌓여서 생기는 대사증후군은 비만, 당뇨병, 고혈압, 고지혈증 등 합병증을 일으키고 이 증상이 동맥경화의 원인이 된다. 그래서 대사증후군 예방이 중요하다는 말이 여기저기서 들려온다. 대사증후군의 요인 중 하나인 콜레스테롤을 원수처럼 여기고 육류를 비롯해 소위 '나쁜 콜레스테롤'을 많이 함유한 식품은 최대한 먹지 않는다는 사람도 있다.

하지만 죄인 취급당하는 콜레스테롤에도 실은 뛰어난 장점이 있다.

콜레스테롤은 우리 몸을 구성하는 세포막의 원료이므로 콜레스테롤이 부족하면 세포가 원활하게 재생되지 않아 노화가 진행된다.

또한 콜레스테롤에서 생성되는 에스트로겐이라는 여성호르몬(남성에게도 있다)은 골다공증이나 알츠하이머를 예방한다고 밝혀졌다.

물론 콜레스테롤 → 대사증후군 → 동맥경화라는 방정식도 부정할 수 없는 사실이다. 또한 폭식과 폭음은 당연히 삼가야 한다. 하지만 맛있는 식사와 술은 뇌에 기쁨을 안겨 준다. 무리한 식사 제한으로 욕구불만에 빠지기보다는 마음껏 먹고 마셔서 행복감을 느끼는 것이 훨씬 건강한 생활이다.

66. 나잇살도 신경 쓰지 않는다

젊었을 때는 아무리 많이 먹어도 그렇게 날씬했는데
중년이 되었더니 별로 먹지도 않는데 살이 찌네.
이렇게 고민하는 아저씨들.
몸과 뇌를 위한다면 그런 건 신경 쓰지 말자.

어떤 사람은 '허리띠 구멍이 한 개 앞으로 가면 수명이 10년 줄어든다'고 자신만만하게 말하는데 이것도 근거 없는 미신이다. 젊었을 때부터 허리띠 구멍의 위치가 변하지 않아야 오래 살 수 있다면 일본인의 평균 수명은 절대로 80세가 될 수가 없다.

어느 정도 나이가 들면 나잇살을 피할 순 없다. 그런데 중년이 되면 왜 살이 찔까? 그 원인으로 여러 가지를 꼽을 수 있지만 그중 하나로 남성의 경우 남성호르몬이 감소하기 때문이다.

테스트론이라는 남성호르몬에는 근육을 늘리고 남성적인 체격을 만들며 내장지방 축적을 억제하는 기능이 있다. 이 남성호르몬이 중장년층이 되어 감소하면 지방이 쉽게 축적되는 것은 '어쩔 수 없는' 일이다.

인위적으로 남성호르몬을 주입해 근육질 체형을 유지하고 비만을 방지하며 심혈관질환에 걸릴 위험성을 낮추는 안티에이징 요법도 있다고 하지만 이런 요법은 보험 적용도 받을 수 없고 부작용이 우려된다. 그러므로 지금으로서는 모든 사람에게 권할 수 있는 방법은 아니다.

세계의 통계를 봐도 실은 약간 살이 찐 체형이 오래 산다고 밝혀졌다. 채식 위주의 식사를 하는 것도 건강상 문제가 있을 수 있으므로 나잇살이 붙으면 현실을 받아들이고 무리하게 살을 빼려고 하지 않는 것이 우리 몸과 뇌를 위하는 길이다.

67. '굶는 다이어트'에서 '먹는 법을 조절하는 다이어트'로 바꾼다

 어설픈 다이어트는 오히려 살찌기 쉬운 체질을 만든다.
다이어트에 성공하는 비결은 올바른 식습관을 지키는 것이다.
그럼 올바른 식습관이란 무엇일까?

중장년이 되면 어쩔 수 없이 나잇살이 붙지만 그래도 다이어트에 성공하고 싶다면 먹는 양을 줄이면 절대 안 된다. 먹는 양을 줄이면 기초대사가 저하되고 필수 비타민과 미네랄 등의 영양소도 감소한다. 그로 인해 세포가 노화해 오히려 살찌기 쉬운 체질로 바뀌기 때문이다.

중장년층이 다이어트에 성공하는 비결은 먼저 조금씩이어도 좋으니 다양한 종류의 음식을 먹는 것이다. 예를 들어 점심 식사를 할 때, 똑같은 면류라도 면만 잔뜩 들어 있는 메뉴가 아니라 고기나 생선, 채소 등 건더기가 풍부하게 들어 있는 메뉴를 선택하거나 다양한 반찬으로 구성된 도시락을

사 먹으면 좋다.

음식을 먹는 순서도 신경 써야 한다. 소화효소가 풍부하게 함유된 생야채를 제일 처음에 먹고 그 다음에 고기나 생선 같은 단백질을 섭취한다.

마지막으로 탄수화물을 먹는다.

원래 혈당이 급격히 올라가면 인슐린이 다량으로 분비되어 당분 섭취량이 증가해 쉽게 살이 찐다. 이 순서는 비만을 방지하는 역할도 한다.

또 음식을 천천히 꼭꼭 씹어 먹어야 한다. 흔히 빨리 먹으면 살찐다고 하는데 만복중추에서 배가 찼다는 신호를 보내기 전에 음식을 많이 먹게 되기 때문이다.

이처럼 음식의 양보다는 질과 섭취 방법에 신경을 쓰는 식습관이 중요하다.

68. 체력을 남겨 놓지 않는다

 나이를 먹어서 달리기를 하면 숨이 차서 달리지 않게 된다.
'이제 나이가 들었으니 무리하지 않는 게 좋겠어.'
이런 생각이 몸과 뇌를 쇠퇴하게 한다.

나이를 먹으면 당연히 체력이 떨어진다. 출근할 때 지하철역 계단을 올라가기만 해도 숨이 차서 '무리해서 심장에 부담을 주면 좋지 않아', '쓸데없이 기운을 빼지 않아야 젊음을 유지할 수 있어' 등을 핑계 삼아 엘리베이터를 이용해 체력을 남겨 놓으려고 한다.

하지만 쓸데없이 기운을 빼지 않아야 젊음을 유지할 수 있다는 생각은 대단한 착각이다.

물론 운동선수처럼 특정 근육을 혹사시키면 근육피로가 나타난다. 하지만 몸을 많이 사용한다고 해서 몸이 노화하는 것은 아니다. 오히려 우리 몸의 다양한 기능은 사용하지 않으면 점점 쇠퇴한다.

한편, '불가능하다'는 생각도 노화를 진행시킨다.

"이제 나이가 들어서 통 못 달리겠어"라고 말하는 사람도 어떤 이유로 꼭 달려야 할 때는 전속력으로 달린다. 그런데도 나이가 들어서 달릴 수 없다고 미리 제동을 걸면 점점 더 달리지 못하게 된다.

또 젊었을 때부터 되도록 자동차나 엘리베이터를 이용하지 않고 걸어갔던 사람은 비교적 나이가 들어도 씩씩하게 잘 걷는다. 이처럼 체력은 젊은 시절부터 지속된 습관에도 좌우된다.

많이 사용함으로써 몸과 뇌를 강화하고 쇠퇴하지 않게 한다. 이것이 몸과 뇌를 위한 철칙이다.

69. 헐렁한 옷을 입지 않는다

> 중장년층은 뱃살을 잘 숨겨 주는 넉넉한 옷을 좋아한다. 하지만 그 옷에는 노화가 진행되는 악순환에 빠질 위험이 도사리고 있다.

남녀불문하고 나이를 먹으면 꽉 조이지 않는, 예를 들면 허리에 고무줄이 들어간 바지나 치마를 입게 된다.

뱃살을 감추는 안성맞춤 스타일이지만 이런 옷을 입기 시작하면 허리가 점점 굵어진다.

가장 큰 문제는 이런 헐렁한 옷이 주는 편안함에 익숙해지면 한없이 편안함만 추구하게 되어 좀 단정하지 못해도 남의 눈을 신경 쓰지 않게 된다는 것이다.

하지만 젊음을 유지하려면 '남의 눈을 신경 쓰는 것'이 아주 중요하다.

그러면 남의 눈이 없는 집에선 입어도 되느냐 하면… 그것도 안 된다.

귀찮아서 칠칠치 못한 모습을 허용하면 생활 태도가 전반적으로 느슨해진다. '행동이 마음을 규정한다'(61항)는 기본 원리에서 보면 이는 분명히 노화를 진행시키는 행위다.

노화가 진행되어 점점 여러 가지 일이 귀찮아지는 악순환에 빠지지 않으려면 외모에 신경을 써서 되도록 헐렁한 옷을 입지 않는 것이 현명하다.

70. 때로는 한껏 멋을 낸다

> 단조로운 생활 속에서도, 아니 단조로운 생활을 하기 때문에 더욱 더 생활에 '다채로움'을 주어야 한다.
> 먼저 차림새에 다채로움을 주어 보자.

직장생활을 할 때는 휴일에는 하루 종일 잠옷 바람으로 지내도 평일에는 남자는 양복에 넥타이를, 여자도 단정한 옷을 입어야 했다.

그러나 현역에서 물러나면 그런 '편안함과 긴장감'의 반복이 없어지고 그때부터 노화가 진행된다.

그런데 나는 일본인은 오륙십 대가 되면 전통의상을 입는 것이 좋다고 생각한다. '전통의상은 늙은이나 입는 것'이라는 인식이 있지만 실은 노화를 방지하는 데 아주 효과적이다.

전통의상을 입는 것은 꽤 번거롭다. 특히 여성의 경우 전통의상 입는 법을 가르쳐 주는 학원에 가서 따로 배우지 않는 한 혼자서 입기 힘들다. 그리고 전통의상을 입으려면 다소 돈이 든다.

즉, 전통의상을 입는 것은 자신에게 상당한 '어려움'을 강요하는 행위다. 이렇게 사서 고생하는 행동은 노화를 방지하는 데 도움을 준다.

또한 매일은 아니라도 예를 들면 밖에서 맛있는 음식을 먹으러 나갈 때, 자녀나 손자손녀의 기념일이나 연주회에 갈 때 등 특별한 날이나 축하하는 날에는 전통의상을 입거나 최대한 멋을 내어 참석하도록 하자.

그렇게 해서 생활 속에서 생긴 '다채로움'은 기분에도 다채로움을 준다. 그러면 그 기분은 전두엽을 자극해 젊음을 유지할 수 있게 한다.

71. 당당하게 돋보기를 써라

 문득 정신을 차리고 보니 잔뜩 눈살을 찌푸리고 신문을 읽고 있다.
작은 글씨로 인쇄된 카탈로그는 눈에서 멀리 떼고 읽어야 한다.
'아, 드디어 왔구나.' 싶다면 현실을 거부하지 말고 신속하게 자신의 눈을 돌보자.

'요즘 노인들은 옛날보다 젊어 보이네.'

많은 사람이 그렇게 느낄 것이다.

확실히 평균수명이 길어짐에 따라 우리 몸은 장기와 근육, 운동신경, 외모 등 전체적으로 노화 속도가 늦춰진 것 같다.

하지만 왜인지 눈이나 귀 등의 감각기관은 거의 옛날과 변함없이 일정한 나이가 되면 가령(加齡) 현상이 나타난다. 특히 텔레비전이나 컴퓨터 등 눈에 부담이 주는 기기가 많아져서인지 40대쯤에 노안이 오는 사람도 적지 않다.

그런데 원래부터 안경을 쓰던 사람은 그렇다 치고 그전

까지 시력이 좋았던 사람은 유독 돋보기안경을 쓰기 싫어하는 경향이 있다.

여기에는 자신의 육체가 노화하고 있다는 현실을 인정하기 싫은 심리도 가세한 듯하다.

그러나 잔뜩 찌푸린 표정으로 신문을 읽는 것도 나이든 티를 내는 일이다. 게다가 글씨가 잘 안 보이면 무엇을 '읽는' 행위가 귀찮아져서 점점 신문이나 책을 멀리하게 된다.

그로 인해 뇌에 미치는 악영향을 생각하면 현실을 인정하고 빨리 돋보기를 쓰는 것이 낫다.

72. 생활 속에 웃음을 주입하라

 웃으면 면역력이 증가해 병에 잘 걸리지 않는다.
일상 속에 웃음을 주입해 병에 걸리지 않는 생활을 하자.

"웃으면 복이 와요."

이 말은 과학적으로 봐도 진실이라고 한다.

한 의사가 실험을 했더니, 극장에서 코미디를 본 뒤에는 보기 전보다 면역세포로 활동하는 림프구의 일종인 'NK세포'[13]가 대부분의 사람 몸에서 활성화되었다는 결과가 나왔다.

다시 말해 '웃으면 면역력이 증가한다'는 의미다.

특히 암을 예방하는 효과가 있다고 주목받고 있는데 면역력이 증가하면 여간해선 질병에 걸리지 않고 질병에 걸렸다 해도 빨리 낫는다.

어떤 병에 걸리면 몸 여기저기의 기능이 저하되고 뇌도

---

[13] NK세포(natural killer cell) : 바이러스에 감염된 세포나 암세포를 직접 파괴하는 면역세포. 선천적인 면역을 담당하는 혈액 속 백혈구의 일종으로, 간과 골수에서 성숙한다. '자연 살해 세포'라고도 한다.

몸의 일부이므로 당연히 영향을 받는다. 기력도 떨어진다. 큰 병을 앓은 다음 갑자기 확 늙는 사람을 주변에서 종종 볼 수 있다.

너무 당연해서 잊기 쉬운, 안티에이징의 기본이자 필수조건은 병에 걸리지 않는 생활을 하는 것이다. 그러려면 항상 '웃음'을 생활에 주입해야 한다.

29항에서 말했듯이 나 자신은 텔레비전의 개그 프로그램을 별로 권장하지 않지만 코미디 영화나 연극 등 '뇌를 간질간질하게 자극하는 웃음'을 접하는 것은 중요하다.

하지만 가장 권하고 싶은 것은 따로 있다. 바로, 일상생활 속에서 가족이나 친구들과 함께 웃는 관계를 형성하고 웃음이 끊이지 않는 공간을 만들자는 것이다.

73. 건강진단의 수치를 신경 쓰지 않는다

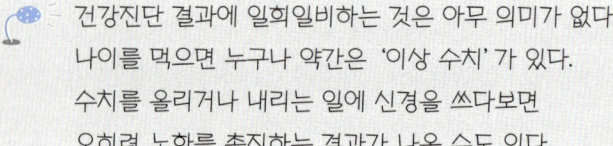

건강진단 결과에 일희일비하는 것은 아무 의미가 없다.
나이를 먹으면 누구나 약간은 '이상 수치'가 있다.
수치를 올리거나 내리는 일에 신경을 쓰다보면
오히려 노화를 촉진하는 결과가 나올 수도 있다.

    건강진단을 받은 결과, 약간이라도 혈압이 높으면 매일 아침 · 점심 · 저녁으로 혈압을 재거나 콜레스테롤 수치가 높으면 육식을 끊는 등 과잉반응을 하며 극단적인 행동을 하면 오히려 노화가 촉진된다. 최소한 뇌가 기뻐하는 행위는 아니다.

    그리고 원래 '이상 수치=병'이 아니다. 정상 수치와 이상 수치라는 개념도 실은 평균과 편차에서 생긴 것이다. 즉 일반적으로는 이 정도 수치인 사람이 많다 · 적다는 통계에서 나온 수치에 지나지 않는다.

    그러므로 '일반적'인 평균연령을 넘은 고령이 되었다면

누구나 어떤 검사결과에 이상 수치가 보이는 것은 어떻게 보면 당연한 일이다. 치명적인 병과 직결되는 경우가 아니라면 적당히 내버려두어도 괜찮다.

건강진단을 받는 사람이 노화가 더 빨리 진행되거나 오히려 병에 걸린다고 말하는 의사도 있을 정도다.

이렇게 수치에 신경이 쓰이면 그 수치를 올리거나 내리는 것 자체가 목적이 된다. 그리고 지나치게 노력한 나머지 오히려 몸에 나쁜 영향을 미치거나 중대한 이상증세나 변화를 간과할 수도 있다.

74. '건강 마니아'와 '자기 병 자랑'을 그만둔다

 건강에 지나치게 신경 쓰는 것은 달리 관심사가 없기 때문이다.
새롭게 흥미를 가질만한 일을 열심히 찾는 편이 훨씬 더 건강해지는 길이다.

건강보조식품이나 건강기구로 '○○이 좋다'고 하면 금방 혹해서 주문하고 '건강을 위해서는 □□이 좋다'고 들으면 바로 실천하며 '××은 건강에 나쁘다'고 하면 즉시 철저하게 배제하는 사람이 있다.

이런 '건강 마니아'는 실은 주변에 대한 관심이 별로 없거나 다른 취미를 갖고 싶지 않거나 취미가 없는 사람이다.

나이를 먹어감에 따라 건강검진 결과를 너무 신경 쓰거나 '건강이 제일'이라고 말하게 되는 것도 나이가 들수록 질병에 걸릴 위험이 높아져서만은 아니다. 다른 흥미나 관심을 많이 가졌던 젊은 시절보다 주변에 대한 관심이 적어졌기 때문이다.

주변에 대한 관심이 적어진 것은 전두엽이 쇠퇴하고 있다는 뜻이다.

또 중년 이후의 사람에게 종종 보이는 현상이 있는데 바로 '자기 몸이 안 좋다는 자랑'이다. 말끝마다 "여기가 아프다, 저기가 안 좋다"는 이야기로 열을 올리는 것은 다른 화젯거리가 없는 노인이 하는 행동이다.

건강 마니아도 자신의 병을 자랑하는 것도 '건강' 정도밖에 관심사가 없고, 그만큼 뇌에 자극이 없다는 공통점이 있다. 그럴 시간이 있다면 새롭게 흥미를 느낄 만한 일을 열심히 찾아보자.

그렇게 하면 뇌가 즐거움을 느껴서 오히려 진짜 건강을 얻을 수 있을 것이다.

75. 술은 적정량을 지킨다

 이야기꽃을 피우며 기분 좋게 마시는 술은 뇌에 좋은 영향을 주는 공(功)도 많지만 과음은 우울증에 걸릴 위험성을 높인다.

퇴근길에 마음이 맞는 동료들과 한 잔. 오랜만에 학창시절의 친구들과 만나서 한 잔. 맛있는 요리와 술을 곁들여 가며 이야기꽃을 피우다 보면 서로 자극을 받고 감정이 발산되어 마음이 확 풀린다. 이렇게 즐거운 술자리는 특히 술을 좋아하는 사람에게는 그 무엇과도 바꿀 수 없지 않을까?

그러나 과음은 몸의 건강은 물론 뇌를 위해서도 주의해야 한다.

과도한 알코올은 뇌 속에 있는 세로토닌을 감소시키기 때문이다.

3항에서 말했듯이 나이가 들면 원래 세로토닌이 감소하지만 술을 마시면 우울증에 걸릴 위험성이 더 높아진다.

적정량의 술을 여러 사람과 즐겁게 마시는 사람의 경우,

술은 뇌에 자극을 주고 감정을 고양시킨다. 또 안주로 육류를 먹으면 육류에 함유된 트립토판이 세로토닌 감소를 억제하는 등 '뇌에 좋은 일'도 많고 우울증을 예방할 수도 있다. 하지만 '어느 선을 넘으면' 술로 인한 공(功)이 완전히 없어지고 과(過)가 나타난다.

특히 혼자 술을 마시면 뇌에 좋은 자극도 주지 않고 자기도 모르게 과음하기 쉬우므로 더욱 주의해야 한다.

76. 무엇을 배울 때 자신만의 독자성을 추구한다

> 전두엽이 쇠퇴하기 시작하는 중장년이 되면 형식부터 배우기보다는 기법이나 테크닉에 구애받지 않고 자신을 자유롭게 표현하는 재미를 추구하자.

'어떤 일을 배우려면 먼저 '형식' 부터 배워라' 라는 일본 옛말의 본뜻은 '먼저 모범(잘하는 사람)을 흉내낸다 = 따라한다 = 따라함으로써 기본을 익히고 그 기본 형태를 확실하게 체득해야 자신만의 독자성을 표현할 수 있다' 는 것이다.

중장년이 되면 '진짜를 추구하는 경향' 이 강해지면서 무엇인가를 배울 때도 '형식부터 배우기 위해' 원조라는 유파에 입문하거나 기초 중의 기초부터 하나하나 가르쳐 주는 학원에 들어가는 사람도 많다. 하지만 중장년이 되어 새로운 취미를 갖거나 배우는 목적에 '전두엽을 자극한다' 가 있는 점에서 보면 이것은 별로 바람직하지 않다.

오히려 형식에 얽매이지 않는 나름의 생각이나 독자성을 발휘할 수 있는 것이 바람직하다. 물론 어떤 기술이나 테크닉을 잘하게 되면 좋지만 그보다는 자신이 표현하고 싶은 것을 솔직하게 표현하는 재미를 추구하는 것이 더 좋다.

아마추어는 자신의 결점을 보완하려고 하지만 프로는 결점을 무시하고 자신의 장점을 발전시키려고 한다는 말이 있다. 이것이 바로 다른 사람을 매혹시키는 프로와 아무리 잘해도 별로 존재감이 없는 아마추어와의 차이점이다.

전두엽이 쇠퇴하는 연령이 되었다면 '최상의 아마추어보다 프로다운 무엇인가'를 추구하자.

77. '가정 내 이혼'이나 '가면부부' 상태를 깨트린다

 '가정 내 이혼'이나 '가면부부' 상태가 지속되면 전두엽은 점점 늙어간다.
그렇게 될 정도라면 깨끗이 헤어지고 새로운 가능성을 추구하는 편이 낫다.

'황혼 이혼'이라는 말이 사회적으로 정착한 지 오래되었다. 그런 이혼 중 상당수는 아내가 신청한다. 어느 날 갑자기 이혼서류를 받아들고 당황하는 것은 남편 쪽이다.

이때 일단 원상태로 돌아가는 경우도 있지만 그 뒤에도 여전히 사이가 좋지 않다면 계속 함께 살 수 있을까? 물론 그저 함께 살기만 하면 된다면 가능하긴 할 것이다. 타성에 젖어서 '가정 내 이혼'이나 '가면부부'를 계속하면서 말이다.

하지만 이렇게 서로의 뇌에 타격을 주는 관계도 없다.

또 타성으로 질질 끌어가는 생활을 하면 전두엽을 자극할 기회도 없어진다.

그런 생활을 계속하느니 차라리 깨끗하게 헤어지고 재혼이라도 해서 제2의 결혼생활에 도전할 수도 있다고 생각하는 게 좋지 않을까?

또 지금은 백세 시대라고 한다. 그렇다면 평생 결혼을 두 번하는 것도 '있을 수 있는 일'이라는 생각이 든다.

자식을 낳고 기르기 위한 결혼과 만년의 인생을 정말 마음이 맞는 사람과 함께 보내기 위한 결혼. 이렇게 구분하는 것이 새로운 가능성을 열어줄 수도 있지 않을까?

'말은 그렇게 해도 지금 와서 내 생활을 어떻게 바꾸겠어.'

그런 생각부터 바꿔야 한다.

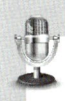

칼럼 COLUMN

취미를 더욱 즐기는 비결

76항에서 중장년 이후의 취미는 형식에 얽매이지 않는, 자기만의 방식이나 독자성을 발휘할 수 있는 것이 바람직하다고 했다. 그런데 실제로는 어떤 취미를 가지든 자신이 어떻게 하느냐에 따라 자기만의 방식이나 독자성을 발휘할 수도 있고 발휘하지 못하기도 한다.

악기 연주든 사진 촬영이든 원래는 어떤 식으로 연주하든지 어떤 식으로 찍든지 본인의 자유다. 물론 그 단계에 이르기 전에 건반을 치는 법, 카메라를 사용하는 법 등 기본적인 기술을 습득해야 하지만 그것만 체득하면 자신이 치고 싶은 곡을 치고 싶은 대로, 찍고 싶은 것을 찍고 싶은 대로 찍으면 된다.

하지만 나이를 먹으면, 특히 남성은 어떤 기법이나 기술에 집착하기 쉽다.

어떤 사진 강습소 강사에게 들은 이야기다.

"이 사진은 노출이 심하네. 셔터 스피드가 너무 늦은 거 아냐?"

"조리개를 약간 더 열어서 피사체 심도를 얕게 조절해서 배경을 흐리게 처리하는 게 좋아."

이런 식으로 강습소에서 함께 배우는 사람에게 자꾸 조언을 하며 선생 노릇을 하는 중장년 남성이 한 반에 한 명은 꼭 있다고 한다.

젊은 여성은 '꽃의 색깔을 생생하고 예쁘게 나오도록 찍고 싶다' 등 자기 나름의 이미지를 표현하고 싶어 하지만 중장년 남성은 '이 사진의 구도는…' '노출 조절은…' 하고 기술적으로 세세한 점에 집착하는 경향이 있다고 한다.

이런 중장년 남성은 기술적인 면에서 확실히 빨리 늘지만 그들이 찍은 사진은 별로 재미가 없다고 한다.

그러면 어느 정도 '형식'이 필요한 사교댄스는 어떨까?

한 댄스 강사는 예를 들어 민속춤의 일종인 탱고는 형식적인 기법은 별로 없고 '남성이 어떻게든 여성을 이끌려는 배짱이 있으면 꽤 멋진 그림이 된다'고 말한다.

전두엽이 노화하면 기술이나 테크닉에 매달리기 쉽다. 그렇다면 더욱 더 기술이나 테크닉은 잠시 접어 두고 '잘하기'보다 '하고 싶은 대로 하는' 것을 목표로 삼는 게 어떨까?

건강의학 솔루션 2

치매정복
- 치매로부터 벗어날 수 있는 77가지 습관 -

초판 1쇄 발행 | 2015년 10월 25일
초판 2쇄 발행 | 2016년 11월 15일

지은이 | 와다 히데키(和田 秀樹)
옮긴이 | 오시연
발행인 | 강희일 · 박은자
발행처 | 다산출판사
디자인 | 민하디지털아트 (02)3274-1333

주소 | 서울시 마포구 대흥로 6길 8 다산빌딩 402호
전화 | (02)717-3661
팩스 | (02)716-9945
이메일 | dasanpub@hanmail.net
홈페이지 | www.dasanbooks.co.kr
등록일 | 1979년 6월 5일
등록번호 | 제3-86호(윤)

이 책의 판권은 다산출판사에 있습니다.
잘못된 책은 구입하신 서점에서 바꾸어 드립니다.

ISBN 978-89-7110-491-0 04510
ISBN 978-89-7110-455-2(세트)
정가 9,000원

다산출판사 신간안내

건강의학 솔루션 ❶
잘못 알려진 건강 상식
오카모토 유타카(岡本裕) 저 / 노경아 역 / 236면 / 정가 10,000원

『병의 90%는 스스로 고칠 수 있다』의 저자가 식생활, 영양, 의료, 질병에 관한 각종 '상식'을 철저히 파헤친다. 당신의 건강에 확실한 도움이 될 책!

건강의학 솔루션 ❷
치매정복 -치매로부터 벗어날 수 있는 77가지 습관-
와다 히데키(和田 秀樹) 저 / 오시연 역 / 192면 / 정가 9,000원

계산력이나 기억력이 아니다! 치매에 걸리지 않는 뇌를 만들 때 정말 중요한 것은? 노년정신의학 전문가이자 국제의료복지대학 교수인 와다 히데키가 말하는 '뇌 안티에이징'

건강의학 솔루션 ❸
혈관이 수명을 결정짓는다
다카하시 히로시(髙橋 弘) 저 / 이진원 역 / 200면 / 정가 9,000원

하버드대학 의학부 전 부교수이자 의학박사인 다카하시 히로시가 매일 간단한 식사법과 생활습관을 실천하여 2개월 만에 혈관나이를 젊게 되돌릴 수 있는 방법을 정리해 놓았다.

오른손에 논어, 왼손에 한비자 -현대를 균형 있게 살아가기 위한 방법-
모리야 히로시(守屋洋) 저(중국문학자) / 김진연 역 / 276면 / 정가 10,000원

'인간을 믿으며 살아가자'는 『논어』와 '인간을 움직이는 것은 오로지 이익뿐'이라는 『한비자』. 지금까지 우리 사회는 『논어』가 주장하는 '성선설'을 기반으로 운영되어 왔다. 한편 『한비자』가 주장하는 '성악설'에는 그다지 익숙하지 않아 그 엄격함으로부터 눈을 돌리는 사람도 있을지 모른다. 하지만 저자는 지금과 같이 격변하는 사회 속에서 "우리도 한비자 방식을 도입해야 한다."는 파격적인 발언을 한다. 이 대조적인 두 권의 중국고전으로부터 실천적인 삶의 방식을 배워보자.

1%의 원리
탐 오닐(Tom O'Neil) 저 / 김효원 역 / 216면 / 정가 9,000원

이 책에서 제시된 굉장히 실용적인 활동 과제와 실제 사례, 그리고 특별히 설계된 30일 과정은 당신이 1%의 원리를 일상생활에 적용하면서 삶을 온전하게 누릴 수 있도록 도와줄 것이다. 매일 1%씩 작은 변화를 만들어 가면서 당신은 더욱 위대하고 영속적인 성공을 이루게 될 것이다.

현장론 - '비범한 현장'을 만들기 위한 이론과 실천-
엔도 이사오(遠藤 功) 저(와세다대학 경영대학원 교수) / 정문주 역 / 280면 / 정가 15,000원

'평범한 현장'과 '비범한 현장'의 차이를 밝히다. 현장의 능력 격차는 지극히 크다. 탁월한 현장력으로 갈고 닦아 경쟁력의 주축으로 삼는 '비범한 현장'의 수는 결코 많지 않다. 대부분의 현장은 되는 일도 없고, 안 되는 일도 없는 수준의 '평범한 현장'이다. 개중에는 기업을 파탄으로 몰고 가는 '평범 이하의 현장'도 있다. 필자의 문제의식은 여기에 있다. 어째서 현장의 능력 격차는 이토록 큰가? 어떻게 하면 '평범한 현장'을 '비범한 현장'으로 전환할 수 있을까? 그것이 바로 이 책의 주제다.

부자동네보고서 -부르주아 동네에서 펼쳐진 생드니 학생들의 연구-
니콜라 주냉(Nicolas Jounin) 저(전, 파리 생드니대학 교수) / 김보희 역 / 276면 / 정가 15,000원

이 책은 지배계층의 사회를 연구하며 펼쳐진 크고 작은 전투들을 신선하고 유쾌한 방식으로 풀어내고 있다. '상위'에 있는 자들이 '하위'에 있는 자들을 관찰하고 조사하던 익숙한 연구의 방향을 뒤집어보는 것, 이것이야말로 이 책이 던지고 있는 핵심적인 관점이다.

리더십의 철학 -열두 명의 경영자에게 배우는 리더 육성법-
이치조 가즈오(一條和生) 저 / 노경아 역 / 252면 / 정가 13,000원

리더의 발자취를 각자의 리더십 철학이 확립되어 가는 여정으로 간주하고, 그것을 이야기로 엮은 것이 이 책이다. 등장하는 리더는 열두 명. 각자의 여정은 무척이나 각양각색이다. 그러나 그 중 어떤 리더의 여정도 계획대로 순조롭게 진행되지 않았다. 정도의 차이는 있지만 누구나 성공과 실패의 시기를 모두 겪었다. 그래도 모든 리더십 스토리가 긍정적으로 끝나는 것은 그들이 아무리 힘들어도 희망을 잃지 않고 역경을 극복하며 여정을 지속했기 때문이다. 많은 독자들도 이 감동을 함께 느끼고 자신만의 리더십 여정을 시작하기를 진심으로 바란다.